忘れっぽい

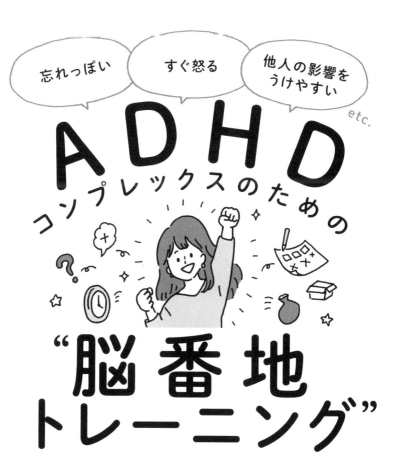

すぐ怒る

他人の影響をうけやすい

etc.

ADHDコンプレックスのための“脳番地トレーニング”

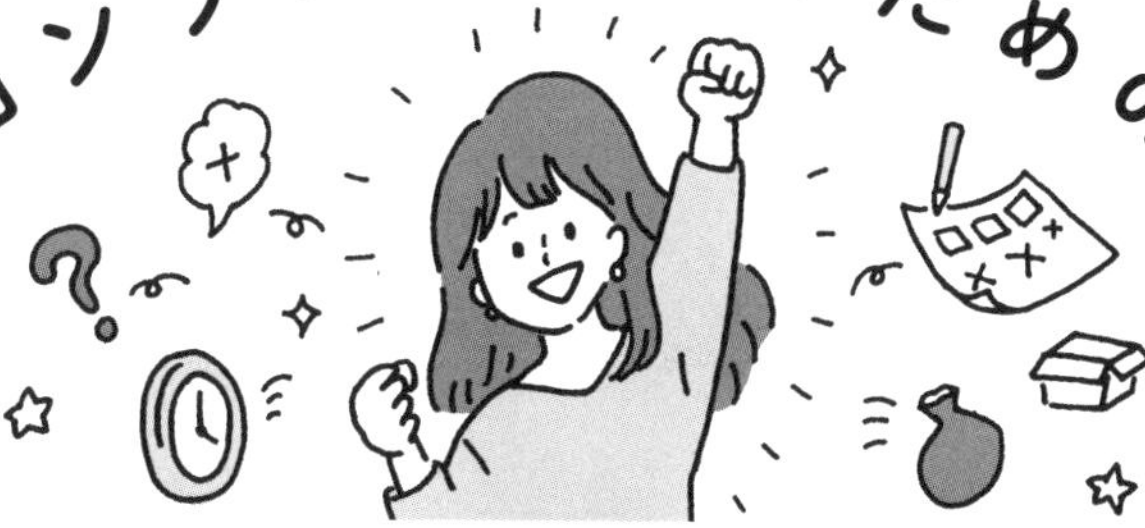

加藤俊徳

大和出版

はじめに

うまくいかない毎日を過ごしている人へ

本書を手にしている人は、ＡＤＨＤ（注意欠陥多動性障害）だと診断された人、その周囲の人、そして、「自分は、もしかしたら発達障害なんじゃないか？」「グレーゾーンなのかな？」と感じている人ではないでしょうか。

私はこれまで医師として、脳科学者として、一万人以上の方の脳を診てきました。現在は、「ＡＤＨＤ専門外来」をクリニックに設け、日々多くのＡＤＨＤに悩む患者さんと向き合っています。

これまでの診療経験から、私は「ＡＤＨＤの問題は脳にある」と、確信しています。「ＡＤＨＤ」とひとことで言っても、その症状は実にさまざまで、特に

「ＡＤＨＤコンプレックス」（本文で詳しく解説します）と呼ばれる、併存疾患型のＡＤＨＤは、症状が複雑化しているため的確な診断が難しく、周囲からも気づかれにくいという特徴があります。

そのため、本人だけが生きづらさを抱え、なかなか治療に結び付かないケースがあるのです。

あなたが困っているのは「隠れたＡＤＨＤ脳」のせい！

ＡＤＨＤコンプレックスを含め、ＡＤＨＤだと言える脳（＝ＡＤＨＤ脳）であるにもかかわらずＡＤＨＤには見えない人や、俗に言う〝グレーゾーン〟の人たちの脳を、私は**「隠れたＡＤＨＤ脳」**と呼んでいます。

これは読んで字の通り、ＡＤＨＤの症状があるにも関わらず、それが隠れてしまっているということです。

なぜ隠れるかというと、理由は簡単です。ＡＤＨＤの症状より目立つものが、あるからです。

他の要素が目立ちＡＤＨＤが隠れる場合は大きく分けて2つあります。

1つ目は、**ＡＤＨＤに併存した疾患（自閉症スペクトラム、うつ病、睡眠障害など）の症状が重い場合、併存疾患の症状が目立つことでＡＤＨＤの特徴が目立たなくなります**。そのため、病院に行っても目立つ症状だけが診断され、ＡＤＨＤが見逃されてしまうケースです。

2つ目は、**あなたの脳の「強み」が脳の「弱み」を隠す場合、ＡＤＨＤの症状が目立たなくなります**。できないことよりできることが目立ち、周囲からも気づかれず、また本人の自覚もないケースです。

ここで、**「隠れたＡＤＨＤ脳」**をチェックする12の質問を用意しました。

当てはまるものがあるかどうかを確認してみましょう。

■併存疾患でＡＤＨＤが隠れる4つのチェックリスト

A　昼間に強い眠気が起きる、眠れない、いびきをかくなど

B　突然不安になる、電車に乗るのが怖い、人前で緊張するなど

C　酒、たばこ、スマホ、ゲーム、恋愛など、やらずにはいられないものがある

D　自閉症スペクトラムのみの診断を受けている

■強みでＡＤＨＤが隠れる8つのチェックリスト

1　気持ちは落ち着いているが、すぐ行動できない、締め切りに遅れる

2　勉学はよくできるが、対人関係が苦手、言いたいことがうまく言えない

3　意志が強く目的を持っているが、忘れ物やうっかりミスが多い

4　整理整頓はできるが、気分屋でわがままが目立つ

5　運動は得意だが、座学に弱い、授業に集中できない

6 **人の話はしっかり聞けるが、片づけられない**

7 **気配りはできるが、自信がない、将来の目標がない**

8 **社交的だが、マルチタスクができない**

この質問の中で**「はい」が1つでもある場合、または「強みでADHDが隠れる8つのチェックリスト」で「強み」だけ、「弱み」だけに当てはまる場合、「隠れたADHD脳」の疑いがあります**（12のADHD脳については第1章で詳しく述べます）。

ADHDを脳番地から診断し、治療する方法を発見する

多くの人は〝ADHDの人〟について、落ち着きがない、片づけができない、忘れ物や物の紛失、失敗が多い人というイメージを持っているようです。

しかし、実際はそういう人ばかりではありません。

「朝起きられない」「ボーッとしている」「無口」など、おとなしく見られる人の場

合は、一見してＡＤＨＤとはわかりません。
やる気がなく、うつっぽく見えるタイプや、その他にもＡＤＨＤに見えないけれどＡＤＨＤに該当する人、ＡＤＨＤの素因《そいん》を持っている人はたくさんいます。

実は、私自身もＡＤＨＤ脳を持つ者の一人です。幼少期から「すぐ眠くなる」「音読がスラスラできない」「何にでも手を出したがる」などの症状に悩んできました。そのため、自分なりに試行錯誤しながら、学校生活や受験勉強、そして社会に適応するために、困った症状を改善する方法を見つけ出し実践してきました。
そんな私が45歳の時、自分の脳のＭＲＩ画像を見て、脳に何が起こっていたのかを知りました。そして、これまでの苦痛がＡＤＨＤ脳から来ていたと、その脳画像を見て納得したのです。

脳のことがわかった今では、脳の働きや発達状態から、脳を伸ばす方法を提唱できるまでになりました。

その**脳を伸ばす方法というのが〝脳番地トレーニング〟**です。

脳番地トレーニングとは、脳を8つの機能別に分け、それぞれの人に合った形で脳を成長させる指導方法。

ADHDの治療の第一選択は、まず自分の脳を知ることです。

自分で悩み続けることでも、投薬を受けることでもありません。

脳を知り、脳番地トレーニングを積むことによって、脳はいくつになっても成長します。

そうすればきっと、これまでの悩みが少しずつ改善し、新たな人生の扉が開かれるはずです。

ぜひ、あなたの脳のために、本書を役立てていただきたいと願っています。

加藤プラチナクリニック院長　脳内科医　加藤俊徳

ADHDコンプレックスのための〝脳番地トレーニング〟 もくじ

第1章

ADHDの強み弱みを脳番地から診断する

第2章

「ADHDコンプレックス」と「弱み」を改善する脳番地別トレーニング40

1／感情系脳番地トレーニング

怒りっぽい、依存的、にぎやかな場所が苦手な人

2／記憶系脳番地トレーニング

物忘れや遅刻が多い人

3／思考系脳番地トレーニング

決断できない、やる気と持続力が足りない人

4／理解系脳番地トレーニング

頭の中が整理できない人

第3章 ADHD脳の人を成功に導くコツ

編集協力 長谷川恵子
装丁イラスト 佐々木奈菜
本文イラスト 田渕正敏
DTP 一企画
「脳番地」(商標登録第5056139／第5264859)

第1章

ADHDの強み弱みを脳番地から診断する

ＡＤＨＤ脳は98％見過ごされている

ＡＤＨＤ（Attention Deficit Hyperactivity Disorder＝注意欠陥多動性障害）は、「不注意」「多動性」「衝動性」の３つの主症状から診断され、次のような特徴があります。

1. **不注意＝注意散漫、整理整頓が苦手、忘れ物が多いなど**
2. **多動性＝落ち着きがない、感情の起伏が激しい、過剰なおしゃべりなど**
3. **衝動性＝待てない、短気、思いつきの行動など**

ＡＤＨＤと診断される人は、３つの主症状のうち、いずれかを持っています。

これらの症状は、脳の働きが原因で起こり、日常の生活がうまく機能しないことや脳の発達を妨げることが、継続して認められます。

つまり、「ADHD脳」のために、仕事や学校生活、人間関係、生き方など、日々困っているのです。

ADHDは発達障害の1つに分類されています。大人のADHDの98%は未治療で、ほとんど診断と治療がされていないという報告もあります。

ADHD脳の子どもは、授業中に動き回ったり騒いだりして落ち着きがない、忘れ物が多いなどの症状で周囲の大人に発見されやすい特徴があります。

一方ADHD脳の大人は、仕事や人間関係でつまずいて初めて、自ら「ADHDではないか」と気づいたり、周囲からすすめられて受診、診断されたりします。

ここで気をつけてほしいのは、**典型的なADHDとは違った「不注意」「多動性」「衝動性」の3つの主症状が目立たないタイプの人たちもいる**ということです。

たとえば、特定のことに強力な集中力を発揮して結果を出している人や、黙々とデスクワークをこなすような人にも、ADHDが隠れている場合があるのです。

発見が遅れるＡＤＨＤ３つのタイプ

本書では「隠れたＡＤＨＤ脳」という表現を使っていますが、ＡＤＨＤが隠れるということは、つまり発見が遅れるということです。

私はＡＤＨＤ国際学会の最新情報や自分の臨床経験をふまえ、発見が遅れるＡＤＨＤのタイプを次の３つに分類しています。

1. **不注意型ＡＤＨＤ（ＡＤＤ）**
2. **ＡＤＨＤコンプレックス（併存疾患型ＡＤＨＤ）**
3. **ＡＤＨＤのグレーゾーンとみなされるケース**

この３つをそれぞれご説明しましょう。

①不注意型ADHD（ADD）

多動性・衝動性を持たない、不注意型であるADDのケースです。

外見的におとなしそうに見えるため、発見が遅れます。俗に言うADHDっぽさが見当たらないため、本人も周囲もADHDだと気づきにくくなります。

特に**女性は多動性がない場合が多く、見逃されやすい傾向があります。**

②ADHDコンプレックス（併存疾患型ADHD）

現在では、ADHDは単独疾患である場合は少なく、**約8割以上が精神疾患や依存症など、併存疾患を持っている**と言われています。これらの併存疾患型ADHDを**「ADHDコンプレックス」**と呼んでいます。

ADHDコンプレックスは、症状が複雑に絡み合っているため、不注意や多動の症状が見つかりにくい傾向があるのです。

そのためうつ病、あるいは睡眠障害や自閉症スペクトラムだけが診断され、

ＡＤＨＤが見過ごされていることが少なくありません。
ＡＤＨＤの併存疾患には、次のようなものがあります。

自閉症スペクトラム（ＡＳＤ）／限局性学習障害（ＬＤ）／睡眠障害（不眠症）／うつ病／不安障害／強迫神経症／統合失調症／双極《そうきょく》障害／人格障害／聴覚情報処理障害（ＡＰＤ）／視覚情報処理障害（ＶＰＤ）／協調運動障害／反抗挑戦性《はんこうちょうせんせい》障害／素行障害／ストレス性疾患／物質依存症などの各種依存症（食物、薬物、たばこ、アルコール、ギャンブル、ゲーム、スマホ、動画サイトなど）／咬合不全《こうごうふぜん》、アデノイド増殖症、扁桃肥大などの口腔咽頭《こうくういんとう》疾患／肥満症／未熟児出生などの既往／喘息、アトピー性皮膚炎／アレルギーなどの各種基礎疾患

ＡＤＨＤには、多数の疾患が併存することが知られています。
ＡＤＨＤの症状よりも併存疾患の症状が前面に出ることで、ＡＤＨＤの診断は見逃されることもあります。これについては、後で詳しく説明します。

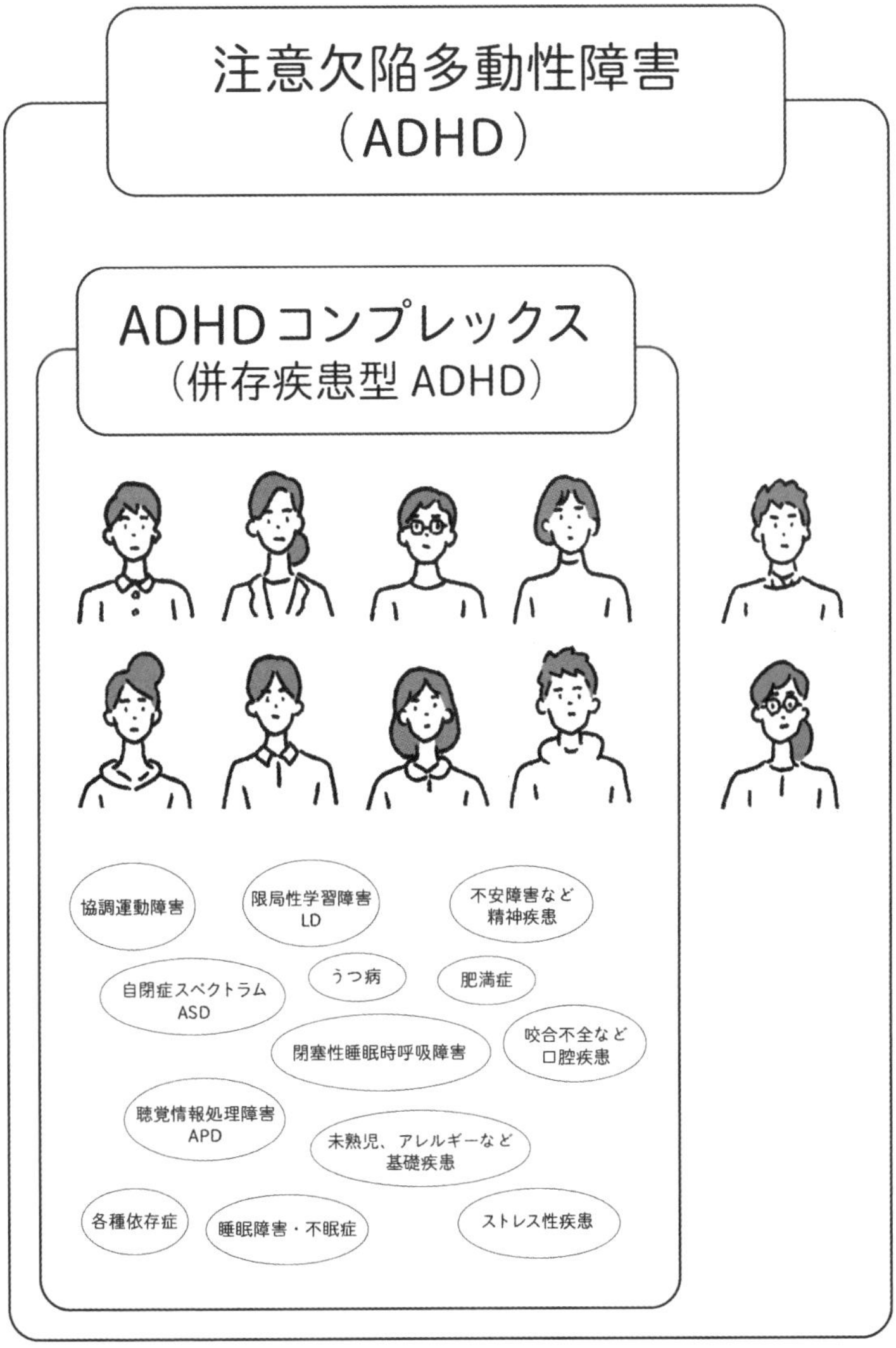
注意欠陥多動性障害
（ADHD）
ADHDコンプレックス
（併存疾患型ADHD）
協調運動障害
限局性学習障害
LD
不安障害など
精神疾患
自閉症スペクトラム
ASD
うつ病
肥満症
閉塞性睡眠時呼吸障害
咬合不全など
口腔疾患
聴覚情報処理障害
APD
未熟児、アレルギーなど
基礎疾患
各種依存症
睡眠障害・不眠症
ストレス性疾患

3 ＡＤＨＤのグレーゾーンとみなされるケース

もっとも危険なのは「グレーゾーン」という不可解な表現で納得してしまうことです。明確な診断がつけられない時に、グレーゾーンと表現されるケースが生じていますが、実は、**グレーという概念自体が非常に不適切**なのです。

実際に、ＡＤＨＤ診断基準（２１７ページ参照）である9症状のうちの5症状を満たせばＡＤＨＤと診断され、４症状だった場合はグレーゾーンなのかと言うと、それは違います。

その人の抱える問題は、**5症状を満たす患者とほとんど変わらない**のです。

問診や心理検査などでは、一見グレーに見えても、脳には明確な事実が存在しているのです。

脳の病気にグレーは存在しません。

ＡＤＨＤ脳の正しい診断と治療

ＡＤＨＤは、世界中の子どもの約10%が罹患していると想定される神経発達障害です。大人のＡＤＨＤも子どもと同様に考えられるようになっていますが、実際には、ＡＤＨＤは子どもよりも大人の方が多い可能性があります。

最近では**大人発症のＡＤＨＤの割合は約50%**という報告もあり、大人のＡＤＨＤの実態も問題になっています。ＡＤＨＤは、学業や仕事、本人が感じている困難さだけにとどまらず、交通事故、犯罪、薬物依存、社会的障害、他の精神障害など、いずれの頻度も健常発達群に比べて高いことも報告されています。

ＡＤＨＤは、ＡＤＨＤコンプレックスのように、一人ひとりが不均一な症状を

示すので、複数のタイプ（サブタイプ）が存在し、疾患研究が日進月歩しています。

２年ごとに開催される国際ＡＤＨＤ学会（World Federation of ADHD）は、２０１７年にバンクーバー（カナダ）で、２０１９年にはリスボン（ポルトガル）で開催されました。こういった国際学会などにより、ＡＤＨＤに関するエビデンスが蓄積され、ＡＤＨＤの捉え方や治療法も変化してきています。

エビデンスに基づいた治療は、ＡＤＨＤの症状を的確に軽減することができます。しかしＡＤＨＤの根治《こんち》治療法はまだありませんので、症状を効果的に軽減するだけでなく、**本来あなたの脳が持ち得る強みを、社会的に発揮できるように導く必要があります。**

さらにＡＤＨＤは、**年齢や経験によって症状がどんどん変化していきます。**民間療法や心理系アプローチに偏って、手遅れにならないように注意が必要です。

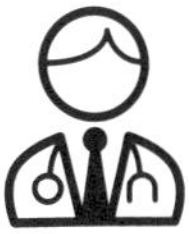

脳診断で強み弱みがわかる

ＭＲＩという装置で脳を撮影し、一万人を診た頃から、私には人の脳の形が樹木のように見えてきました。

脳には、いろいろな種類の神経細胞があります。神経細胞は、１個では働きが成り立たないので、町内会のように集団・集落を作って活動します。

たとえば草花なら、１本の枝に違った色と形の花を咲かせることはありません。

しかし、脳は１０００億もの役割分担の違った神経細胞群が、それぞれに別々の成長段階を示します。私は、この神経細胞が集まった機能集団とその構成要素である基地に、住所のように１つひとつ番地を割り当てました。

これを**「脳番地《のうばんち》」**と呼んでいます。

脳番地は、全部でおよそ120種類ありますが、その働きのタイプによって、次の8つの系統に分類することができます。

① 感情系脳番地　感情・感性や社会性に関係する脳番地
② 記憶系脳番地　覚えたり思い出したりすることに関係する脳番地
③ 思考系脳番地　思考や判断に関係する脳番地
④ 理解系脳番地　物事や言葉を理解することに関係する脳番地
⑤ 運動系脳番地　体を動かすことに関係する脳番地
⑥ 聴覚系脳番地　耳で聞くことに関係する脳番地
⑦ 視覚系脳番地　目で見ることに関係する脳番地
⑧ 伝達系脳番地　話したり伝えたりすることに関係する脳番地

脳は脳番地ごとに、一生成長し続けます。

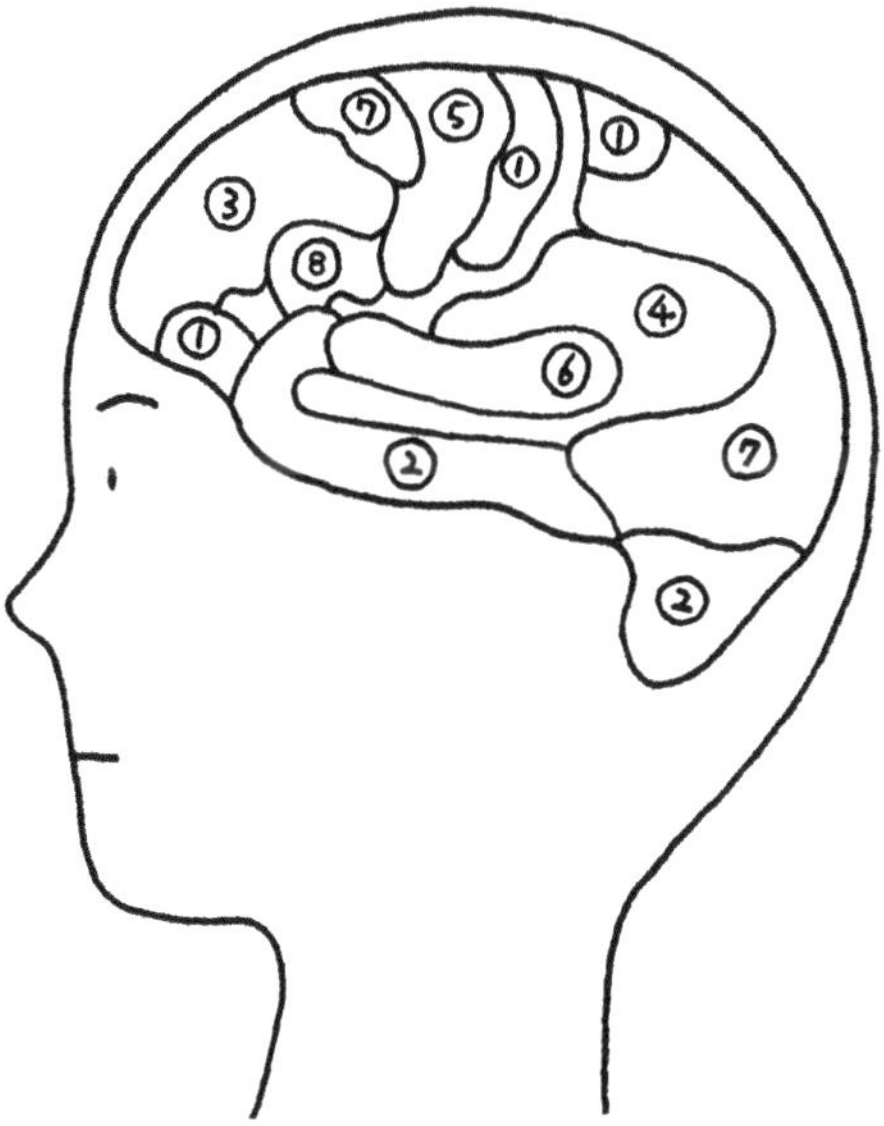

①感情系脳番地 感情・感性、社会性に関係する脳番地	⑤運動系脳番地 体を動かすことに関係する脳番地
②記憶系脳番地 覚えたり思い出したりすることに関係する脳番地	⑥聴覚系脳番地 耳で聞くことに関係する脳番地
③思考系脳番地 思考や判断に関係する脳番地	⑦視覚系脳番地 目で見ることに関係する脳番地
④理解系脳番地 物事や言葉を理解することに関係する脳番地	⑧伝達系脳番地 話したり伝えたりすることに関係する脳番地

脳全体の中で、それぞれの脳番地の位置関係を見てみると、「ヒトにおいて最もよく発達した」と言われる、脳の前方に位置する**「前頭葉《ぜんとうよう》」**には、**感情系脳番地、思考系脳番地、運動系脳番地、視覚系脳番地、伝達系脳番地**が分布しています。

すなわち、主に情報を発信する**〝アウトプット〟に関わる脳番地**です。

一方、後方に位置する（前頭葉以外の）脳の場所には、**感情系脳番地、記憶系脳番地、理解系脳番地、聴覚系脳番地、視覚系脳番地**が分布しています。

これらは、主に情報を取り入れて処理をする**〝インプット〟に関わる脳番地**です。

感情系と視覚系の脳番地は情報のアウトプットとインプットの両方に関わっています。後方の脳で情報を取り入れ、前方の脳で情報をアウトプットするのです。

この前後の脳番地それぞれが、ネットワークでつながり循環するので、私たちは日常生活を送ることができます。ある機能を実行するために、29ページの図に示す複数の「脳番地」を組み合わせて脳を使いこなしていると言えます。

ADHDコンプレックスを脳から知る

脳番地は、すべてバランスよく発達しているのが理想ですが、実際はどんな人も脳番地の発達には偏りがあります。

「勉強はできるけど人の気持ちを察するのが苦手」「運動は得意だけどゲームのルールをなかなか覚えられない」など、**その人の得意不得意は、それぞれの脳番地の発達と深く関わっています。**

そして、ＡＤＨＤに見られる不注意、多動性、衝動性の３つの主症状も、やはり脳番地の成長段階と深く関わっています。**次の３つは、脳番地の成長の法則**です。

① **脳は、全体で変化するのではなく、脳番地ごとに成長・老化する**
② **よく使われて発達した脳番地は、強みになる＝得意・好き・楽しいこと**
③ **あまり使われず未熟な脳番地は、弱みになる＝苦手・嫌い・面倒なこと**

ＡＤＨＤ脳の人は、得意不得意が極端であることが多く、本人・家族・同僚や友人などの話だけでは強み弱みがわかりにくかったり、真逆に理解されていることもしばしばです。

そこで、ＡＤＨＤ脳の〝困りごと〟を脳番地から診断しトレーニングすることで、〝弱い脳番地〟を〝強い脳番地〟に変えることが可能になります。

ただし、ＡＤＨＤ脳の人は、弱みだけに固執するのではなく、強みの脳番地に目を向けることが、人生をイキイキと生き抜く秘訣です。

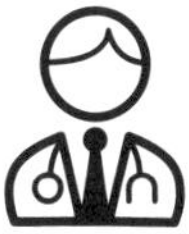

ＡＤＨＤの症状を隠す「併存疾患」

はじめにで示した「併存疾患でＡＤＨＤが隠れる４つのチェックリスト」に対応してそれぞれ順番に説明します。

Ａ 昼間に強い眠気が起きる、眠れない、いびきをかくなど

いびきがある場合、睡眠中に、酸素が脳と体に十分にまわりません。自ずとすぐに疲れるので、外出や運動をしなくなります。

いびきの症状には、睡眠障害、不眠症、閉塞《へいそく》性睡眠時無呼吸症候群、咬合不全、アデノイド増殖症、扁桃肥大や鼻閉《びへい》に伴う口呼吸など、複数の疾患の可能性があり、これらを見逃してはなりません。

特に、閉塞性睡眠時無呼吸症候群では、昼間でも集中力が低下し、やる気のない

といった、ＡＤＨＤの症状を隠してしまいます。

これまでの診察で、**ＡＤＨＤと耳鼻咽喉科《じびいんこうか》領域の疾患が高頻度に併存し、脳の聴覚系や運動系の問題が起こる**ことがわかってきました。しかし、耳鼻咽喉科領域の疾患では、背後のＡＤＨＤがなおざりにされていることが多くあります。

また、口呼吸を意識的に口を閉じて治そうとする人がいますが、それは危険です。まずは、肥厚性鼻炎《ひこうせいびえん》や鼻中隔弯曲《びちゅうかくわんきょく》など、鼻呼吸ができない原因を最初に治療すべきです。

Ｂ 突然不安になる、電車に乗るのが怖い、人前で緊張するなど

これらの症状は、不安障害に伴うことが多く、不安障害はＡＤＨＤと併存することが知られています。不安障害が強いと、うつっぽくなり、家に引きこもる時間も長くなります。そして、運動不足や昼夜が逆転してしまう概日《がいじつ》リズム睡眠障害を引き起こすケースが後を絶ちません。

このような場合、気持ちの不安定さが全面に立ち、多動性は目立たず、注意欠陥

障害（ADD）があってもほとんど気づかれないまま放置されるケースが多くなります。引きこもり生活から抜け出してようやくADDと診断されることもあります。

C 酒、たばこ、スマホ、ゲーム、恋愛など、やらずにはいられないものがある

喫煙は、人体に有害であることがわかっていても売られています。酒は多くの大人が嗜み、スマホ、ゲームは社会的に汎用されています。環境の影響を受けやすいADHDにとって、依存しやすい環境と言っても過言ではありません。

しかし、これらの各種依存症があっても、ADHDによって周囲が困っているわけではないので、診断と治療に結びつきにくいのです。

ADHDと依存症の併存率は高いので、このような場合はADHDをまず疑いましょう。

D 自閉症スペクトラムのみの診断を受けている

人と会っても目を合わせられない、コミュニケーション障害が強い、一人でいる

ことが多い場合、自閉症スペクトラムとのみ診断され、ＡＤＨＤは診断されず、そのまま放置されていることがしばしばあります。

自分のことがわからない、人との距離間がつかめないのは、自閉症スペクトラムに限らずＡＤＨＤでも認める症状です。ＡＤＨＤと自閉症スペクトラムの併存率はとても高いので、自閉症スペクトラムと診断されたら、ＡＤＨＤが隠れていないかも疑うことが必要です。

ここで紹介した４つ以外にも、併存疾患によってＡＤＨＤが隠れるケースはさまざまあります。

脳に強みがあると ＡＤＨＤの症状が隠れる

どんな人でも脳には、強みとなる脳番地があります。

この強みの脳番地の特徴によって、ＡＤＨＤの症状が隠れやすくなるのです。

はじめにで示した「強みでＡＤＨＤが隠れる８つのチェックリスト」に対応してそれぞれ順番に説明します。ただし、**強みの脳番地によって隠される症状はさまざまです**。１つの事例として参考にしてください。

1. **気持ちは落ち着いているが、すぐ行動できない、締め切りに遅れる**
2. **勉強はよくできるが、対人関係が苦手、言いたいことがうまく言えない**
3. **意志が強く目的を持っているが、忘れ物やうっかりミスが多い**

4 **整理整頓はできるが、気分屋でわがままが目立つ**
5 **運動は得意だが、座学に弱い、授業に集中できない**
6 **人の話はしっかり聞けるが、片づけられない**
7 **気配りはできるが、自信がない、将来の目標がない**
8 **社交的だが、マルチタスクができない**

この8つのタイプをそれぞれご説明しましょう。

1 感情系脳番地が強いメンタルが安定しているタイプ

気が短い、思いつきで動くといった衝動性がないので**精神的に安定**して見え、ADHDだと思われにくく、**感情表現がはっきり**している感情系が強い人です。

しかし、実は記憶系や思考系の脳番地が弱く、すぐに行動できない、締め切りに間に合わないなどで悩んでいます。

２ 記憶系脳番地が強い成績がよいタイプ

記憶力がよく、勉強ができる高偏差値のＡＤＨＤです。過集中が功を奏して猛勉強できたり、**記憶力や計算能力に優れていたりします。**このタイプは規則正しく生活し、概日リズムが安定している人が多く、**日中の活動が安定するタイプ**です。

ところが、感情系脳番地が弱く、意欲が減退して活動性が落ちることがあります。また、伝達系脳番地も弱い場合が多いので、**人とのコミュニケーションがうまくいかず、一人になりやすい**傾向もあります。

３ 思考系脳番地が強いやる気があるタイプ

思考系脳番地が強い人は、活動的でやる気に満ちています。やりたいことも多く、行動的なので、他人受けもよいことが特徴です。

一方で、仕事ややることが多すぎて、**忘れ物やうっかりミスが多く、**時には、**時間を守れない**など記憶系や理解系の脳番地が弱い人がいます。

4 理解系脳番地が強い整理整頓ができるタイプ

片づけられないと思われがちなＡＤＨＤですが、理解系脳番地が強く頭の中を整理できる人は**片づけることができます。**

一方で、**気分屋でわがまま**なところがあり、**すぐに怒ったり、キレたり、自分の思い通りにならないと憤慨しやすい**など、感情系脳番地が弱かったりします。

5 運動系脳番地が強いスポーツができるタイプ

身体能力が高く、運動系脳番地が強い人です。運動系の部活動などに参加して活躍していた、高い能力を発揮できる人です。

しかし聴覚系脳番地が弱く、**座学が苦手で授業に集中できていません。**

6 聴覚系脳番地が強い人の話をしっかり聞けるタイプ

しっかり人の話が聞ける聴覚系脳番地が強い人です。特に専門職や経営者、お客様の話を聞く電話オペレーターなどは、しっかり相手の指示を聞くことができ、ADHDの症状が表に出にくくなります。

一方で、理解系脳番地が弱く、**極端に片づけられない**人もいます。

7 視覚系脳番地が強い気の利くタイプ

視覚系脳番地が強い人は、人の動きが観察できるので、他人への配慮ができます。

家族が接客の自営業をしているなどで育った場合、特に、気配り上手になります。

その一方で、感情系や思考系の脳番地が弱く、**自分のことがよくわからない、将来の目標がないなどずるずると過ごす**こともあります。

8 伝達系脳番地が強い社交的なタイプ

伝達系脳番地が強く、**どんな人とでも柔軟に会話ができる人**です。

一方で、「複数のことをうまく処理できない」など**マルチタスクが弱く、**困っています。じっくり読書をしたり、一人で楽しめるなど、**女性に多く見られます。**

「隠れたＡＤＨＤ脳」を早期発見する

ＡＤＨＤ改善の第一歩は、**自分の隠れたＡＤＨＤ脳を自覚することです。**隠れたＡＤＨＤ脳の人にとって何よりも大切なことです。

なぜなら、**ＡＤＨＤ脳の人は基本的に自己自覚が乏しい**から。

「自分自身」や「今、目の前にあること」にしっかりと注意を向けられず、絶えず思考がさまよっているため、何か問題が生じた時も「自分がどんな状態か」「今、何が起きているのか」をしっかり把握できません。

ＡＤＨＤのことを本やネットで調べ尽くし、十分知識があると自負していても、当事者意識は持つことができない。そういう人も非常に多いです。

しかし、日常的な困りごとやトラブルの多くは、**自分の中に原因があると気づか**

なければ、問題の解決に向かうことができません。

自分のＡＤＨＤ脳に気づくことは、ＡＤＨＤの症状を軽減するための重要な第一歩であり、それ自体がセラピーになるのです。

ＡＤＨＤは、発達障害の1つとして、現在、小児科・精神科で診察・治療が行われています。そのほとんどが、脳の中を実際に診察しているわけではなく、問診をベースにした診断から治療にいたります。

「注意欠陥多動性障害の診断基準」のガイドライン（217ページ参照）が示されていますが、これだけで、ＡＤＨＤやＡＤＨＤコンプレックスを見分けることは容易ではありません。

なぜなら、**一人ひとりのＡＤＨＤ脳の特徴や脳の発達レベルは全く異なっているからです**。つまり、同じＡＤＨＤという病名がついていても、**「できること」と「できないこと」は人によって違うのです**。

かつてＡＤＨＤは、幼少時に発症し大人になっても続く病気だと思われていましたが、**現在は成人になってから発症する人も多いことがわかっています。**

実は、**大人のＡＤＨＤの約半数は成人になってから発症**しており、子どもの時にはそれほど問題がなかった人なのです。

最近では、海外で76歳で発症したという例もあります。高齢者であっても、ＡＤＨＤに悩まされている場合があるのです。

次の第2章では、8つの脳の弱い部分（脳番地）ごとに実例を通じて脳診断を行い、処方箋を提示しながら、解説します。

ご自身の気になる症状を見つけて、それぞれの脳番地の発達を促すトレーニングを実践していきましょう。

第2章

「ADHDコンプレックス」と「弱み」を改善する脳番地別トレーニング40

怒りっぽい、依存的、にぎやかな場所が苦手な人

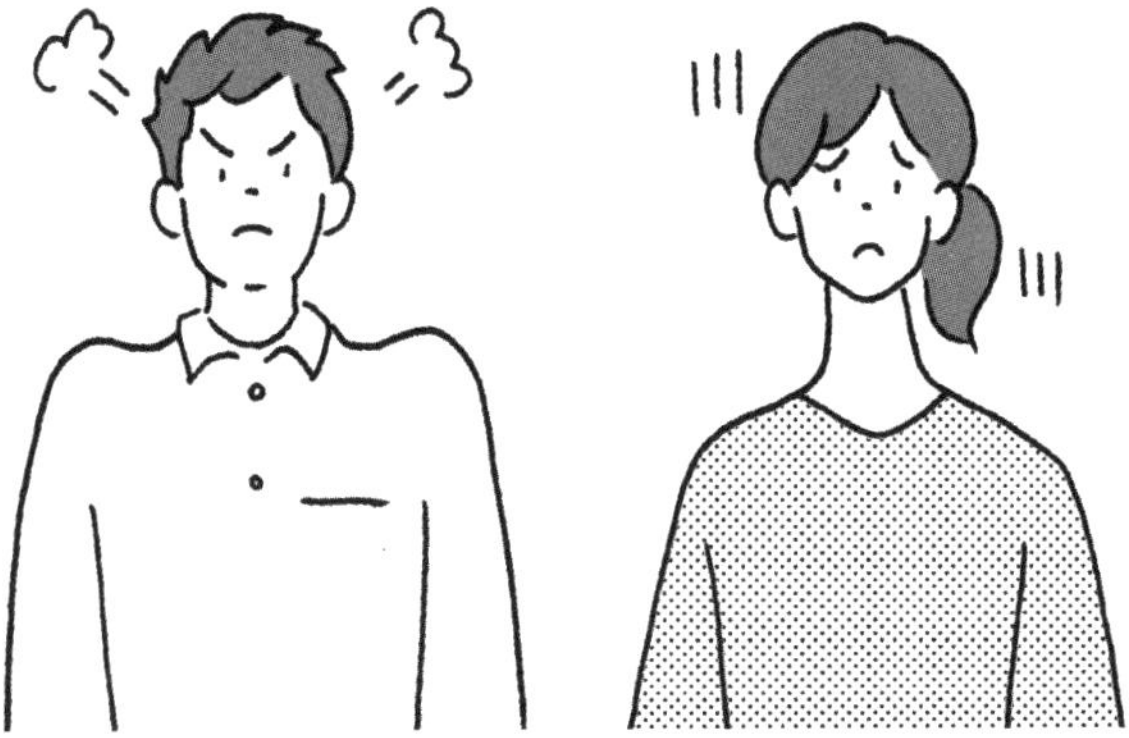

感情系脳番地が弱いADHD脳は他人や環境に支配されやすい

「怒りを抑えられない」

「依存的になってしまう」

「人とうまく交流できない」

などの理由で、ADHD脳の人は困っています。


それらの症状の原因は、人の喜怒哀楽や社会性などを司る「感情系脳番地」に、何らかのほころびがあるためと考えられます。

たとえばADHD脳の人は、他人をとても気にするところがありますが、これは**右脳と左脳の感情系脳番地のバランスが悪いから**です。

とくに左脳の感情系が未熟だと「自分のことをしっかり把握できない」状態になってしまいます。

他人のことやまわりのことばかりに気が向く一方で、自分の状況を分析して把握するのは苦手です。さらに、それに対して自分がどう思うのか、何をしたいのかをうまく掴むことができないのです。

そのため自分と向き合うのを避けようとして、暴言を吐いたり、他人やモノに依存したり、孤立したりしてしまいます。

そのままでいると良好な人間関係を築くのは難しいですし、生きづらさを感じてしまうのは当然です。

このような問題に悩んでいる人は、まず、**「自分の脳は感情系が弱いので、他人や環境、今の状況に影響されやすく、振り回されやすい」**と自覚しましょう。

そして、そんな**自分と勝負する意志を持つこと**です。

たとえば「また怒りが爆発しそうだ」とか、「自分があまりにも頼るから相手が負担を感じているな」と思ったら、本書で紹介する「処方箋」を思い出し、とにかく具体的なアクションを起こしましょう。

それによって感情系脳番地を鍛えることができるので、これが習慣化すれば、だんだん周囲や感情に振り回されにくい自分に変わっていくことができます。

感情系

01

強い怒りを抑えきれない

会話やメールなどで、理不尽なことを言われたりすると、強い怒りを抑えきれません。仕事で、上司に言い返したり、お客様を怒らせてしまったり……。
ですが、私が言っていることは、よい仕事をするためには正しいはずです。本気で仕事をしていない同僚などを見ると怒りが止まりません。

公務員・35歳・男性

脳診断

正論で脳をスッキリさせたい！

ＡＤＨＤ脳は頭の中の交通整理がうまくいかず、いつもゴチャゴチャしています。
そのゴチャゴチャを普段からクリアにするには、**物事の一番わかりやすいシンプ**

ルな道路を見つけることが必要で、その道路の役割を果たすのが正論です。

そのため、ＡＤＨＤ脳の人は正論を好む傾向があります。正論はシンプルでわかりやすく、自分の感情を抑えてコントロールするのに便利なのです。

ＡＤＨＤ脳にとって**正論は、薬にも匹敵する脳の覚醒を上げる特効薬**です。

「理不尽な言葉に怒りを感じる」と言っているように、正義感が強い傾向にあるのは事実です。しかし、その根底にあるのは、「出来事」と「自分がわかっていること」をストレートに結びつけようとする思考回路。

その正論を好む傾向が、なぜ怒りに結びつくのでしょうか。

たとえばメールのやりとりの場合、相手のメールをよく読まずに「自分が否定されている」と誤解したり、「そんなふうに考えるのは許せない」と思ったりするなど、**「これは自分の理論と異なる」と判断し、怒りが湧いてくる**のです。

また、「怒る」ことで脳を活性化させているという側面があります。**怒りが湧い**

てくるのは集中力を上げようとしているサインなのです。ですから、睡眠不足や疲れでボーッとしている時、つまり覚醒度が低い時にも怒りやすくなります。

実は、**怒りやすさとＡＤＨＤの症状の重さはリンクしている**ので、覚醒度を上げると怒りにくくなるのも事実です。ただ、ＡＤＨＤ脳の人の感情トラブルの根っこの部分は、やはり正論志向にあります。

強い怒りが抑えきれない理由は、「私の考え方（正論）がなぜ悪いの？　自分は正しいことを言っているのに、なぜ相手はこうなの？」と思うからです。

処方箋

体を動かして、そこに意識を集中させる

まず大切なのは、**怒りを爆発させる前に「自分は怒っている」とスイッチが入ったことに気づくこと**です。それが怒りをコントロールするための第一歩になります。

また、怒りの爆発を防ぐ方法として、**イライラに気づいたら、すぐに体を動かすことです。**目の前に相手がいるなら、その場から立ち去り、できれば建物の外に出るとさらによいでしょう。

体を動かすと、**注意が運動系脳番地にシフトするので、感情系脳番地にかかっていた負荷が減り、怒りが薄らいでいきます。**

仕事中などでどうしても動けない時は、イライラの対象が見えないように、視界を遮るなどして、とにかく刺激から離れることです。

私がよくやるのは、一人になって目をつぶり、片足立ちをすること。これはけっこう難しく、前後左右に体が揺れて集中力が要求されるので体に意識が向き、次第にイライラが消えてしまいます。

感情系

02

いつの間にかキツイ口調になる

怒っているつもりはないのですが、話に熱が入ると語気が強くなってしまうようで、家族に「こわい」と言われます。仕事では、部下などにも怖がられているようで、コミュニケーションがうまくいきません。

自営業・43歳・男性

脳診断

脳スイッチが入ると感情的な言い方になる

ＡＤＨＤ脳の人にありがちな「感情制御」の問題です。

自分の言葉に感情が入っていることを、あまり意識できないため、**怒っているつ**

もりがなくても、真剣になればなるほど怒り口調になることが少なくありません。するとも、**周囲からは怒っているように見えるのです。**

また、自分の正しさが相手に伝わらないと感じると、**語調が強くなり、それがスイッチとなっていきなり過集中に向かいます。**そのことで頭が占領されてしまい感情的になります。

処方箋

過剰反応しやすいことを自覚する

対策は、意識していなくても、ついつい突っ走って、必要以上に強く言ったり、まくし立ててしまうなど、**自分が過剰に反応することを知りましょう。**

ＡＤＨＤ脳の人は、相手やそのテーマに興味・関心があればあるほど過集中して、感情が入りやすくなります。

一方で、どうでもいいことには全く冷静で、驚くほど冷めた対応になり、落差がとても激しいのです。

また、もし自分の主張に相手が反論しようものなら、さらに自分の主張を押し通そうとしがちです。

そうなると収拾がつかなくなるので、**一歩引く練習が必要**です。

先日相談を受けたADHD脳の男性は、子どもから「お父さんのその言い方、嫌い。今、いつもと違うよ」と指摘されたと言っていました。

このような状態の時に自分の口調がキツイ言い方になっていると自覚できれば、普段の自分に戻ることができますし、**指摘してもらうことで、お互いの緊張を緩和することもできます。**

ADHD脳の人が一歩引けるようになれば、だいぶ脳は発達してきています。

対立したとしても、自分から折れたり謝ったりできるなら、かなりコミュニケーションが取れるようになっているということです。

処方箋

瞑想と呼吸法を習慣づける

口調のキッさを改善するには、**〝ゆっくり話す、ゆっくり聞く〟という心がけも大事です。**

トレーニングとして、**親身になって人の相談にのる**ことがおすすめです。

自分の感情を抑えながら、人の話を聞く基礎を作るためには、瞑想や呼吸法をやるのが一番よいです。

最近広まっている**マインドフルネス（今この瞬間に意識をおく）瞑想もおすすめ**です。話すリズムを落とすには、深くゆっくりした呼吸で心拍数を下げるのが最も効果的だからです。

また、会話の中では、**オウム返しを意識**しましょう。ＡＤＨＤ脳の人は、無意識のうちに自分のペースに持ち込む話し方になってしまいます。

相手と呼吸を合わせることを意識すると、相手の脳と自分の脳をシンクロ（同期）させるような話し方が身につきます。

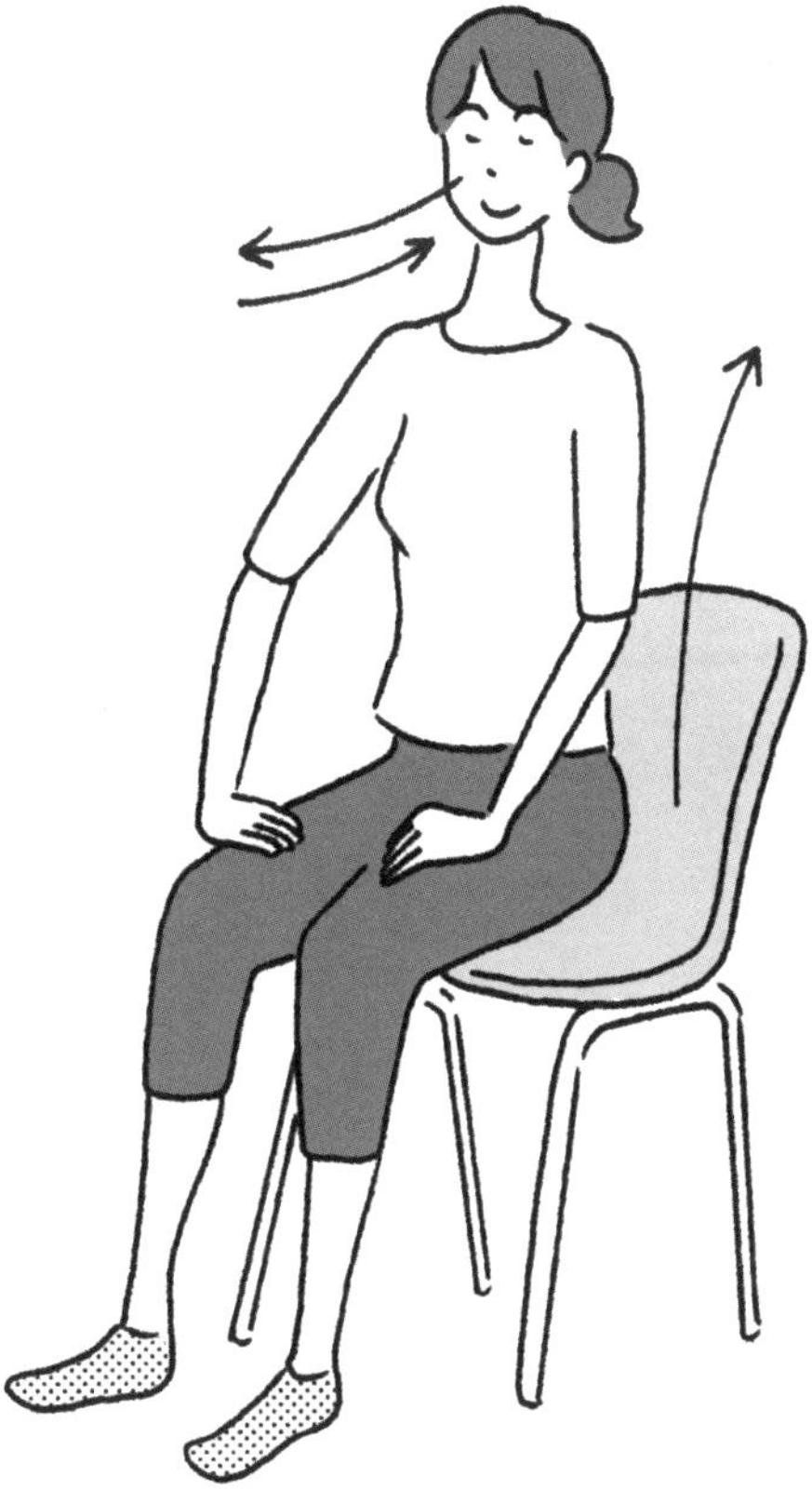

①背筋をのばして、椅子に座り目を閉じる
②2、3 回大きく深呼吸をし、呼吸に意識を向ける
③自然な呼吸をしながら、胸や肺が膨らみ、動いていることを感じる
④“吸って吐く”を１セットとし、
10セットまで「1、2、3...」と10まで心の中で数える
⑤雑念が湧いてきたら、雑念が湧いてきた状態をただ受け止め観察する
⑥雑念が湧いたら呼吸に意識を戻すというサイクルを繰り返す

感情系

03

依存的になってしまう

日常的に主人に頼ってしまいます。捨ててよいものと悪いもの、食事の献立などを自分だけでは決められません。旅行の手配などはもちろん一人ではできません。主人はだいたい応じてくれますが、時々「それくらい自分で考えなさい」と言います。でも失敗したらと思うと不安で、相談せずにいられません。

主婦・31歳・女性

脳診断

他人の感情は尊重できるが、自分の感情がわからない

これは、ＡＤＨＤ脳の人の中でも、特に感情系脳番地が弱い人の本質と言える事例です。**多くの場合、ＡＤＨＤ脳の人は自分の気持ちがよくわかりません。**

とくにこの相談者の場合は、自分のことがわからないのに加えて優柔不断もあり、**他人の意見に従うことがクセになっています。**

これが人に依存する典型的なパターンです。この相談者の夫は、妻を従順だと思っているかもしれませんが、実は従順なのではなく、「従わざるを得ないような感情しか出てこない」だけ。

相手の感情は尊重できるけれど、自分の感情がわからないのです。

決めることが苦手だという理由も当然ありますが、「自分で決めないほうが楽だ」という思考が身についているのが一番の理由と言えるでしょう。

またADHD脳の人が依存するのは、人に対してだけではありません。薬物（麻薬に限らない）、たばこ、アルコール、ギャンブル、異性など、**さまざまな依存の対象を見つけてのめり込んでしまいます。**

なぜなら、はっきりした自分というものがないので、一回何かにはまるとそこから出る理由がないのです。

いわゆるハニートラップや、宗教などにもはまりやすいと言えます。

処方箋

好きなものと嫌いなものを5個ずつ書き出す

感情が不安定で人に頼らずにいられない、何でも人に決めてもらいたい自分を変えるには、**まず自分の感情をはっきりさせることが**大切です。

たとえば、**好きなものと嫌いなものを5つずつ書き出します。**

好き：青空、落ち葉、アイスクリーム、毛布、ビルの屋上
嫌い：混んだ電車、面接、すっぱい食べ物、犬の鳴き声、偉そうな人

挙げていくと、5つどころではなくたくさん出てくるはずです。

この好きなもの・嫌いなものを書き出すことを、1カ月続けてみましょう。書く内容は毎回違っていてかまいません。すると自分の感情への意識が高まり、だんだん自分の基準が見えてきます。

処方箋

自分がはまっている対象が「なぜ好きなのか」を分析する

はまり過ぎている対象があるなら、**それがなぜ好きなのかを分析**してみましょう。

たとえば異性なら、「自分はなぜこの人がこんなに好きなのか」を細かく書き出します。顔なら顔のどこがいいのか。それともスタイルが好きなのか。そのスタイルが崩れたら好きでなくなるのか。性格についてはどうか、というふうに、要素に分解して書いていきます。

この作業をすると**だんだん相手の実像を冷静に見られるようになり、依存から抜け出しやすくなります。**

「自分の気持ち」や「目に見えない世界」など、わかりにくいものを自分で具体化することができれば、洗脳されたり過度に依存したりするのを防ぐ対策にもなるのです。

感情系

04

マイナス思考を止められない

深夜に一人でいると、「これから先、自分はこうなってしまうかもしれない。こんなことも起きるかもしれない。どうしたらいいだろう」と、自分の未来への悲観的な想像をしてしまい、不安にとらわれ眠れなくなります。苦しいです。

アルバイト・23歳・男性

脳診断

不安障害やうつ病が併存し、脳の一部しか使われていない

ＡＤＨＤ脳の人は、本来はマイナス思考とは無縁です。

ですがもし、明らかな注意欠陥がありながらマイナス思考が出ていたら、それは

ＡＤＨＤコンプレックス（併存疾患型ＡＤＨＤ）と考えてみてください。

ＡＤＨＤ脳の人は優柔不断で、物事を無計画に先延ばしする性質がありますが、あまり先の心配はしません。むしろ、先が見通せないために、心配できないと言った方が正確かもしれません。

典型的なＡＤＨＤ脳は自分に万能感を感じています。

しかし大人になると、仕事のミスや思い通りにならない現実から、だんだん自分が完璧ではないことに気づきます。そうなると、不安感が強くなるとともにうつ傾向がどんどん強くなるのです。

ＡＤＨＤに不安障害からくるマイナス思考が加わると、ＡＤＨＤの「考え始めると止まらない」性質によって、「ああなったらどうしよう、こうなったらどうしよう」という心配が止まらなくなります。

脳番地との関係で言うと、こういう人は感情系脳番地が弱いどころか、逆に発達していることが多いです。右脳の感情系脳番地の能力がありすぎて、環境からの心理的影響を強く受け、あれこれ想像して不安がかき立てられてしまうのです。

また、そういう時は、思考系脳番地も一緒に働き過ぎています。

ですから、ＡＤＨＤ脳なのに、マイナス思考になっている時は、過剰な想像と際限なく続く思考を止める方法を見つけることが大切です。

処方箋

何が不安なのかを紙に書き出して解消法を考える

不安に襲われた時は、何がどう不安なのかを全部書き出しましょう。


ＡＤＨＤ脳であれば、書き出すことを面倒に思うかもしれません。ですが、「書かなくてもわかっている」では、問題の解消につながりません。

不安傾向の強い人はどんどん考え続けるので、不安を解消するための正当な理屈が必要です。わかりきったことでも自分で書き出し、書いたものを自分で見ることが、脳を落ち着かせます。

「これを解決すれば不安な気持ちが抑まる」とわかれば、動く理由が出てくるので、何もしないで延々と考え続けるのをやめられます。

「私はこういうことを不安に思っている。その不安がなくなるにはこうなればいい。そのためにはこれを実行しよう」と、**不安を理屈化すると、論理的思考も身につき、行動の準備が整います。**

処方箋

好きな音楽に合わせて体を動かす

不安で頭がぐるぐるした時、憂鬱な気持ちに襲われた時は、**好きな音楽に合わせて体を動かしたり、聴きながらひたすら歩いたり**してみてください。

音楽を聴くと聴覚系脳番地が刺激され、足を動かすと運動系脳番地が刺激されます。すると、活性化しすぎた感情系脳番地と思考系脳番地の働きを止められます。

それが脳から余計な思考を追い出すことになり、不安な想像や憂鬱な気持ちを忘れられます。好きな音楽というのも大事なポイントで、それによって楽しい気分も加わるのでより効果的です。

物忘れや遅刻が多い人

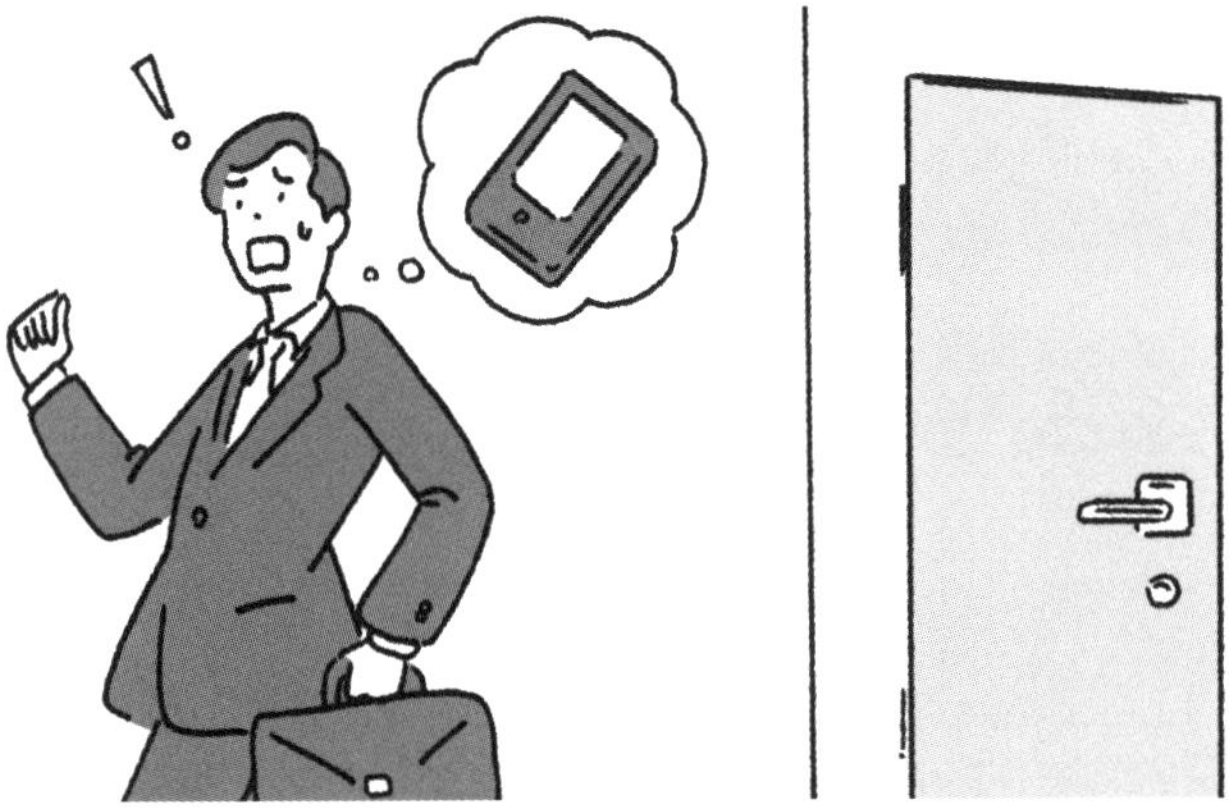

記憶系脳番地が弱いＡＤＨＤ脳は物忘れ・失くし物が頻発する

「必要な物を忘れて出かけてしまう」

「約束をしたことを忘れてすっぽかしてしまうことがある」

「複数の大事なことがあると、必ずどれか忘れる」

「さっきまで持っていた鍵を、いつのまにかどこかに置いて見つからなくなる」

ＡＤＨＤ脳の人は、こういう自覚がある人は相当多いはずです。

物忘れが多いと自分が困るだけでなく、まわりにも迷惑をかけることが多いので、悩みの種になっていると思います。

ADHD脳の人は、基本的に**脳の覚醒度が低く、頭がボーッとしている**ため、いろいろなことを忘れてしまいます。つまり、記憶系脳番地が弱いということ。そのため、**目先のことで精一杯になり、過去を振り返る余裕がありません。**

これが、記憶が弱いままである、根本的な原因です。

左右の側頭葉の内側部にある「海馬《かいば》」という器官が、記憶系脳番地の中枢《ちゅうすう》です。海馬とその周囲が成長していないと、ひどい時には認知症が始まったと思われても不思議ではないくらいの物忘れの症状を示すこともあります。

しかし、もちろん認知症患者の脳とADHD脳は異なります。

その違いとは、**認知症は「覚えられない」**、**ADHD脳の人は「覚えるつもりがない」**ということです。

ADHD脳は海馬を使った記憶力は弱くても、進行性の記憶障害ではありません。

ですから、最初から「自分は何でも忘れるから、対策をとっておこう」と先を見越した行動を身につければ、かなり失敗を防ぐことができます。

そこで大切なのは、**行動の手順を1つひとつ箇条書きにすること、やるべきことをルーティン化すること、そして自分の記憶力を絶対に信用しないこと**です。不用意に「大丈夫、覚えておける」と過信してはいけません。転ばぬ先の杖を座右の銘として、見聞きしたことを反復し思い出しましょう。

また、**記憶力そのものを少しでも改善するには、思考系脳番地や感情系脳番地を鍛える**ことも重要です。

なぜなら、**記憶は「知識の記憶」と「感情の記憶」の2つに分けられ、前者は思考系脳番地と、後者は感情系脳番地の働きと密接につながっている**からです。

そのような理由から、記憶系脳番地の処方箋では、それらの脳番地も一緒に鍛えられる要素を盛り込んでいます。

記憶系

01

物をどこに置いたのか忘れてしまう

考えごとをしていたり、何かに気を取られたりして、鍵や財布をどこに置いたのか忘れてしまい、出かける時に探し回って余計な時間を取られます。
外出中には、手土産や書類など、気づくと持ち物がなくなっていることがよくあります。

営業・36歳・男性

脳診断

一瞬前の出来事を記憶していない

「ＡＤＨＤの特徴は忘れ物にあり」というくらい、典型的な例ですね。
その理由は、少し前の記憶（短期記憶）を頭の中にキープできる時間がとても短いからです。

普通の人は、ふとした瞬間に、「朝から大変だったな」「あの人は感じがよかった」「一日長かったな」など、近い過去のことを振り返ります。

ですが、**ＡＤＨＤ脳の人は振り返る時間が非常に少なく、**脳の中でそれが習慣化されていません。なぜなら、**「今目の前にあること」に注意が奪われるから**です。

道を歩いていると、「あ、外国車だ」「赤ちゃんだ」「木だ」と、いろいろなものに注意が奪われ、過ぎ去った光景も、さっきまで会っていた人の言葉も、自分が何をすべきだったかも、どこかへ飛んでいってしまいます。

時間が経つから忘れるのではなく、「明日○○してくださいね」と言われて「わかりました」と言った瞬間には、記憶が飛んでいる場合がほとんどです。

脳診断

2つ以上のことに注意を向けられない

忘れてしまうもう1つの理由は、**複数のことを同時にやると、1つにしか注意が**

向かないからです。

そのため、帰宅してすぐ電話がかかってきて、話をしながら周辺に鍵をぱっと置いたりすると、たちまちどこに置いたのかわからなくなります。

また、興味のあることだけに集中して、他のことに注意が向かない。そういうことも、ADHDの場合は頻繁に起きます。

処方箋

行動をパターン化する

日々の行動をパターン化し、行動を体にしみ込ませることで、置き忘れを防ぎましょう。

たとえば、しょっちゅう鍵を見失う人は、玄関に入ったら、必ずいつも同じ場所に置く。そこに置いてからでないと電話にも出ない、トイレにも行かない、廊下も歩かないと決めてください。

何が何でも**定位置に置くことを義務づけ、体に覚えさせる**ことで改善できます。

記憶系

02

いつも直前になってバタバタする

出かける時の持ち物は、余裕をもって準備しようと思うのですが、気づけばいつも直前になってバタバタし、何かしら忘れ物もしてしまいます。必要な物を前日にバッグに入れて用意しておいた時は、準備したことを忘れて別のバッグを持って出かけてしまうことも、多々あります。

アパレル勤務・32歳・女性

脳診断

朝はスイッチが入らず、夜はボーッとしている

余裕をもって準備できない、これもＡＤＨＤ脳の人にはよくあることです。

前日の夜までに翌日の準備をすればいいはずですが、**夜になると昼間以上にボー**

ッとして記憶系脳番地が働かなくなるので、面倒くさくてやる気になれません。

そして翌朝、出かける直前になると急に必要な物を思い出し、あれこれと急いで詰め込んで、必ず抜けが出てしまいます。

処方箋

出かける10分前の持ち物チェックを習慣化する

効果的な対策は、「ギリギリにならないと動けない自分」を受け入れ（あきらめ）、**直前に「ハッ」と必要なものを思い出すことを前提に行動する**ことです。

直前にひらめく自分の性質を利用して、朝出かける10分前に鞄の中身をチェックする。これをルーティン化します。

そして、準備するのが面倒にならないよう、帰宅したら鞄をソファなど、あなたがいつも座っている場所のそばに置き、必要なものを思いついた時に、すぐ鞄に入れてしまいます。これは、「覚えておいて後で入れる」のではなく、頭に浮かんだら即動くという、「記憶で処理せず、行動で対応する」やり方です。

ＡＤＨＤ脳にとって、「後でやる＝やらない、忘れる」であると肝に銘じましょう。

加えて、「鞄は絶対に所定の場所から動かさない、取り替えない」と決めます。同じ鞄で出かけて、同じ鞄で次の日の準備をします。

「明日必要な物は全部この鞄に入れる」「この仕事で使う資料は全部このファイルに入れる」など、必要な物を集める場所を決めておくのです。

こういう準備をしておくと、焦りがなくなります。

ＡＤＨＤ脳の人は元々パターン化が苦手だったり、パターンを忘れたりするので容易ではありません。ですが、ＡＤＨＤ脳の人には、時間の余裕がありません。思い立ったら、速攻でテキパキやるクセを徹底して磨きましょう。

処方箋

旅行の持ち物は記憶に頼らず、必ずリスト化する

出かける準備がルーティン化できると、どんな時にも対応できるようになります。

以前の私は、海外旅行ですら当日の朝にパッキングをしていましたが、今は持ち物リストを作って予め準備しています。いつも詰め込み過ぎて多くなる荷物は、帰宅時に使ったものと使わなかったものを点検し、リストに反映します。

絶対に忘れてはならないパスポートは、ホルダーに入れて首からぶら下げ、なおかつベルトにもくくりつけます。

見た目は悪いですが、背に腹は替えられません。

「そこまでやるのか」と笑われるかもしれませんが、ＡＤＨＤ脳の人にとって一番大事なのは、**自分の記憶力を絶対に信用しないこと**です。自分が認知症患者のように、何でも忘れることを前提に、用心しないと失敗します。

そういう意味で、海外旅行はＡＤＨＤ脳のよいセラピーになります。

失敗した時の危険度が高いので、注意度が高くなり、絶えず「忘れてはいけない！」という意識を保つのに役立つのです。

記憶系

03

重要な書類の確認事項を忘れる

仕事の書類を扱う時、いくつか種類があって、その中で重要なことが複数重なると全部覚えていられず、ミスにつながることがあります。また、新しく出てきた案件に気を取られ、以前からの懸案事項を忘れてしまうこともあり、なんとかしたいです。

旅行業・31歳・女性

脳診断

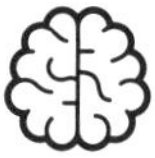

分けて記憶できない

ここでのポイントは「いくつか種類があって、その中で重要なことが複数重なる」と忘れるという点です。

私も同じようなことがあります。重要なポイントが3点あって、2つ話をしたところで少し席を離れたりすると、残り1点の説明を忘れて、違うことを話してしまうことがあります。

人は誰しも、前に見たものよりも直近に見たものに影響されますが、ADHD脳の場合、この**頭の中での置き換わり現象が激しい**のです。この**新しい記憶が古い記憶を押しのけることを、妨害《ぼうがい》記憶《きおく》と言います**。

要は、記憶の玉突き現象です。これが起こる背後には、「内容を思い出して、頭の中でまとめること」が習慣化されていないという問題があるのです。

処方箋

重要事項を書き出して再度確認する

重要なことを忘れないための対策は、**事前に重要事項を書き出して確認しておくこと**です。既にわかっていることでも、「この書類の中の重要事項は1、2、3……」とリストを作ってから始めます。そして1つ終わるごとに、チェックを入れるようにしましょう。

おすすめは、仕事関係の情報をすべて詰め込む**「マスターノート」を作る**ことです。ノートに毎朝5～10分、その日の予定の詳細や、頭に浮かんだことを記入する時間を取るのです（一番体力があって面倒くさいと感じないのは朝）。

ＡＤＨＤ脳の人は**予測行動が苦手なだけでなく、予測した内容をも忘れてしまう**ので、ノートに書いて確認し、後に再度確認することで頭の中の準備ができます。

これまでの流れ、浮かんできたアイデア、これからの予定などを、この一冊で確認できるようにするのです。


私自身、毎朝カフェなどでこのルーティンを欠かさず実行しています。

その日の予定を書いて確認することで一日の予測ができ、終わったらチェックをすれば成功体験を味わえます。

私はこうしたルーティンを体で覚えることで、**苦手だったマルチタスクが得意に**なりました。

記憶系

04

振り返ることができない

帰宅して、家族に「今日どんなことがあったか」とたずねられても、いつもうまく答えられません。よほど変わったことでもないと、その日の出来事を思い出せないので、「別に……」という答えしか出てきません。妻はそんな自分に不満があるようです。

ＩＴ系・36歳・男性

脳診断

脳が半分眠ったまま行動している

これは、帰宅した時には既に、**脳の覚醒度が低くなっている**からです。

頭の中の電灯が切れて寝ているような状態だと、経験したことが脳に記憶として定着しません。ごく普通の人でも、前の晩に徹夜すると、翌日は1日ボーッとして何をしたかよく覚えていないということがあります。

ADHD脳の人は、いつもそれと同じ状態なので、出来事がまったく印象に残りません。昨日のことも、少し前のことも覚えていないので、目の前のことをするので精いっぱい。仕事の経緯をふまえた対応や、周りの人との情報共有も難しいのです。

処方箋

「今、脳が働いていない」と家族に伝える

まずやるべきなのは、奥さんに対して、「今、疲れていて、頭（脳）が働いていない」ということをやさしく告げ、理解してもらうことです。

夫婦のトラブルは、夜起こります。そして、朝までそれを引きずることが少なくありません。ADHD脳の人は、過去（帰宅時）のことを忘れていることがほとんどなので、**引きずっているのは主に周囲の人（家族）です。**

こうした積み重ねによって、夫婦関係、親子関係がぎくしゃくするのです。

これを避けるためには、**夜は絶対に突き詰めて議論しないこと。**

朝食を食べている時にでも、前日のメモ書きや手帳を確認しながら、会話しましょう。

処方箋

身につけているもののエピソードを語る

また、**自分が身につけている物に関するエピソードを人に話すトレーニング**も有効です。

時計や指輪などは、何かの記念として購入したり、プレゼントされることも多いので、エピソードを思い出しやすいのではないでしょうか。

「海の見えるレストランで、食後に可愛いデザートが運ばれてきたの。その時、彼が指輪の箱を取り出して……」とその時の**情景や気持ちを思い出しながら話すと、記憶系脳番地が強化されます。**

記憶系

05

頻繁に時間に遅れたり、締め切りに間に合わせられない

人との待ち合わせや予定の時間に、頻繁に遅刻してしまいます。準備の時間を早めても、気づくといつもギリギリの時間になっています。電車の乗り換えなどもよく間違えるので、大幅に遅れてしまうことも多いです。

デザイナー・38歳・女性

脳診断

形のないものを記憶できない

これは、「時間の割り振り」の問題です。時間は目に見えません。**ADHD脳の人は、見えていないことを想像しながら配分することが苦手**です。時間配分がうま

くできないため効率的に動くことができず、約束の時間や締め切りに遅れるのです。

面白いのは、誰かにいきなりスイッチを入れられて「あと3分しかない」などと言われると、配分する暇もないので、たちまちできたりするのです。

ところが、「これを明日までに作ってきてね」などと言われるとお手上げです。「明日までにやればいい」とわかっても、時間をどう使えばいいのかわからず、結局、翌日になってもできていない、ということになります。

脳診断

時間にのりしろを作って動くのが苦手

ADHD脳の人が遅刻しがちな原因は、**時間ののりしろを作る思考がない**から。加えて、〝待てない〟〝気が短い〟ので、「早めに到着して5分休む」といったことができず、絶えずギリギリで行動してしまうのです。

これが原因の遅刻を防ぐには、あらかじめ**「何分ぐらいののりしろが必要か」**を考**える習慣を作る**ことです。時間を気にすることは記憶力の強化にもつながります。

処方箋

時間を逆算して計画を立てる

時間配分を覚えるために、**時間を逆算して予定を立てる練習をする**と脳番地を鍛える良いトレーニングになります。

たとえばあなたが一人暮らしの会社員で、「夜9時から最低2時間、資格試験の勉強をする」と決めたなら、そこから逆算して、1日の行動計画を作ります。

- **夜9時から勉強を始めるために、8時までに入浴する**
- **そのために、7時半までに夕食と後片づけなどの家事を終わらせる**
- **そのために、6時までに帰宅して30分で夕食を作る**
- **そのために、5時15分までに退社する**

このように考えて計画を立てること自体が、記憶系脳番地を鍛えてくれます。

記憶系

06 過去のショックな出来事などを思い出し、突然情緒不安定になる

疲れて帰宅した時によく起こるのですが、悲しかった出来事や恥をかいた経験など、過去の嫌な記憶が突然よみがえってきます。すると、自分がいかにダメなのかを再確認するようで、いたたまれず泣いてしまうことも多いです。

広告・34歳・女性

脳診断

嫌な記憶がとくに残りやすい

この相談者は、特定の出来事が記憶に残りすぎて困っています。

ADHD脳の人は、たとえば自分が傷ついた出来事などが、強く記憶に残りや

すいです。過去に対する過集中があるので、感情が大きく動いた出来事や場面を、脳に鮮明に焼きつけてしまうのです。しかし、意外にもその時期のその他の記憶は乏しいことがしばしばです。

そうやって**過去に強くこだわりがある場合は、うつ病、不眠症などの併存疾患になっていたり、運動不足の影響で情緒不安定になっている**場合もあります。

悪夢にはその人が悩みやすい内容が出てくるので、自分が見た夢を分析すると、自分がどんなことにこだわっているのかが、比較的わかりやすいです。

処方箋

占いを学んで自己分析する

予防法は、**占いを学んで自己分析**をすることです。

過去は変えられませんが、未来は変えられます。自分で自分を占うことで、**自分を否定する考え方から、今の自分を分析する視点に変える**のです。

それは、過去にこだわるのではなく、未来をどのように選択し、新しい記憶を作

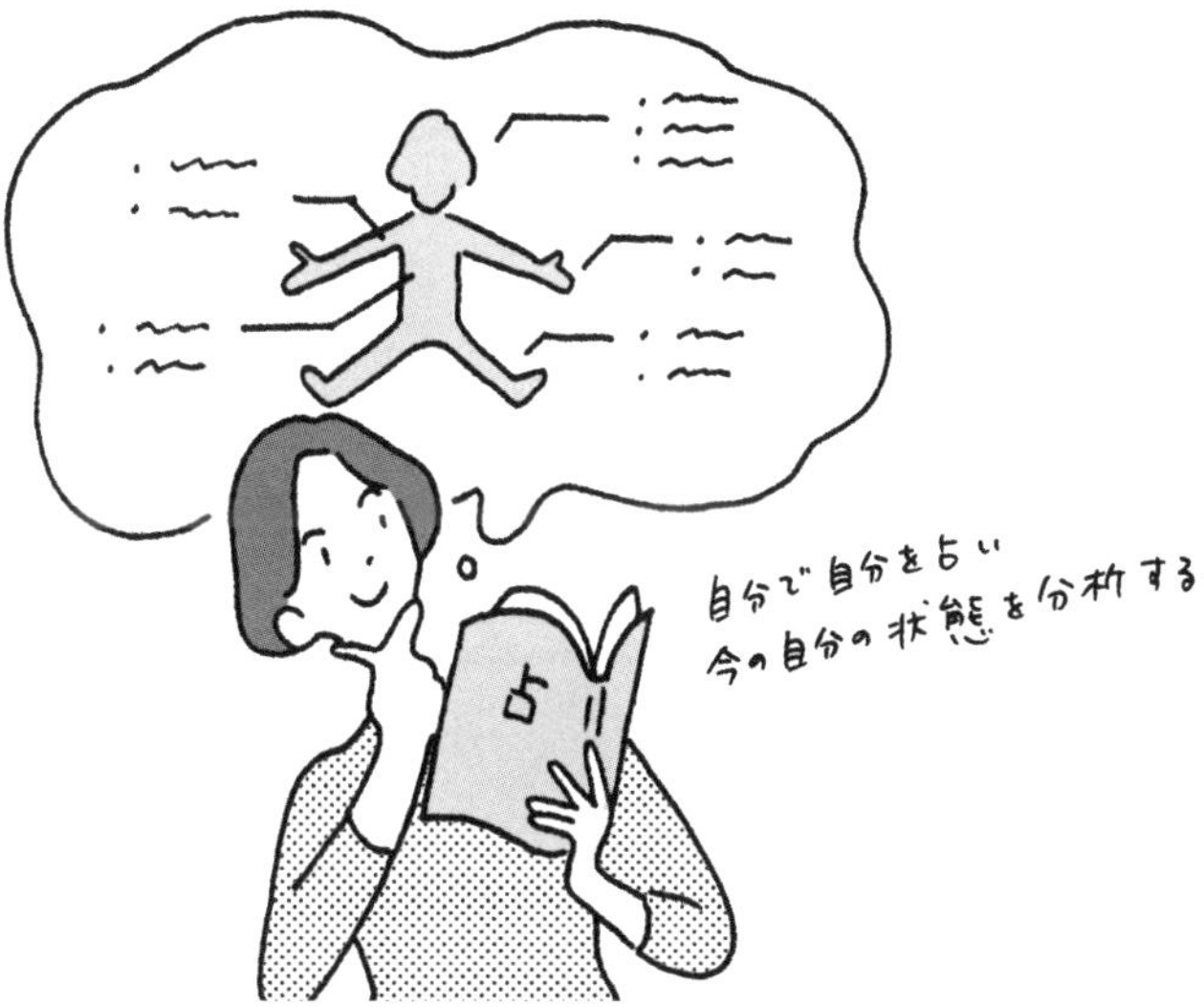
占い
自分で自分を占い
今の自分の状態を分析する

って視点を変えるということ。占いの結果は運命論を肯定するために使うのではなく、自分の未来を選択するために使うのです。

つまり、占われるより、占う側としてトレーニングすることが大事です。西洋占星術でも四柱推命でも九星気学でも、自分が興味を持てるものがよいでしょう。

元々ADHD脳の人は先のことを予測するのが苦手ですが、未来を占う練習をすることで、だんだん予測する力もついていくでしょう。

3 思考系脳番地トレーニング

決断できない、
やる気と持続力が足りない人

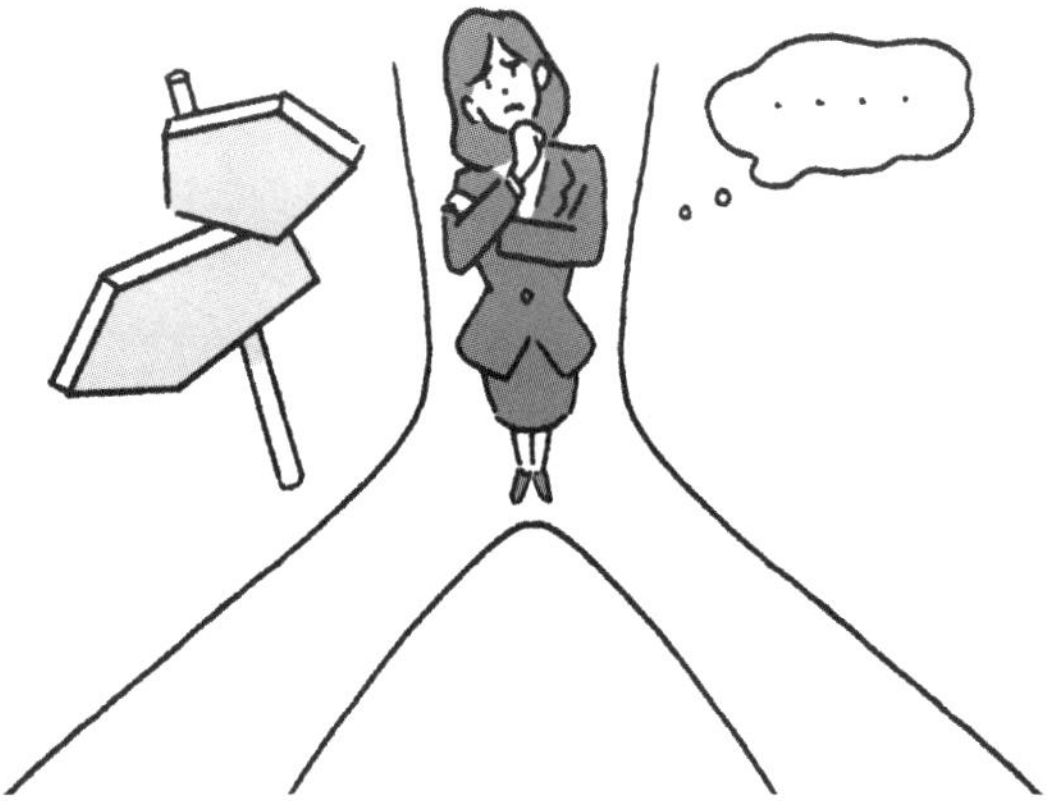

思考系脳番地が弱いADHD脳は目的を見失う

ADHD脳の人には、面倒くささが先に立ち、「新しいことにチャレンジできない」「1つのことを最後まで続けられない」「どちらを選ぶかを決断できない」という特徴もよく見られます。

他人からは「覇気がない」「一貫性がない」「だらしない」と思われがちです。

そうなってしまう原因は、思考系脳番地の弱さにあります。

前頭葉にある思考系脳番地は、物事を考える、想像する、情報を選択する、決断を下すなどの際に使われます。

自分らしい人生を送るのに、大きな役割を果たしているのも思考系脳番地です。ところが、思考系脳番地がうまく働かないと、「自分はこうしたい」「こんなふうに生きたい」という**目的の部分があいまいになり、動機づけが弱くなります。**

すると、突然、目指す方向が変わり、他のことに注意が移ってしまう。

そして、それまでのことに関心がなくなり、新たなものに飛びついてしまいます。「あれほど情熱を持っていたのに」と周囲が不思議がることもしばしばです。

それは人間関係においても同じで、新しく出会った人に気持ちが向いてしまう傾向があります。頭の中がそのような選択をする構図になっているのです。

根本的な対策は、**〝後先を考えない行動をしがち〟だと自覚し、大事なことは紙に書いておく**こと。「今日の目的」や「何のために生きているか」を思い出せるようにしておくことが大事です。

思考系

01

興味のないことにすぐ取り組めない

自分が好きな仕事や興味のあることとは、いつまでもやっていられるのですが、苦手なことや興味のないことには、なかなか取り組めません。やらなくてはいけないことはわかっており、「早くやらなきゃ」と焦ります。やり始めても、すぐに気が逸れて違うことをしてしまいます。自分はダメだなと、落ち込みます。

営業事務　44歳・女性

脳診断

脳がすぐにマインド・ワンダリングする

興味がないとなかなか取り組めないのは、思考系脳番地が弱いことに原因があり、優柔不断になるからです。これを、**「マインド・ワンダリング」と言い、思考**

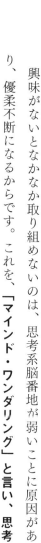

の目的がゆらゆらとふらつく頻度が健常者よりも高頻度に起こっているのです。

たとえば、集中して勉強しようとすると爪が切りたくなったり、スマホを探し始めたりといった行動をします。やることのハードルが高いほど逃げてしまいます。「早くやらなきゃ」とモチベーションが上がっても、今度は、その手順や方法が思い浮かばず、やるべきことを始められません。

こうした、定まらない自分の意思を継続するためには、**翌日の目的を寝る前に設定し、翌朝、目的をもう一度見直す**ことが必要です。そして、モチベーションを上げるために、「どうしたら楽しくなるか」を、絶えず考えることです。

逆に言えば、それらを確立すると、とても進めやすくなります。

処方箋

先に枠を作って1つずつ埋めていく作戦

最初の一歩が踏み出せなくて困っている人は、半歩でも実行に移すと、進める勢いが出ます。「書くことが決まっていなくても、とにかくペンを持つ」イメージです。

そして、実行に移すためには**枠組みを作る**ことが欠かせません。

たとえば、プレゼンの資料を作る時、最初に「〇月〇日〇〇会議」とタイトルをつけて枠を作ります。あらかじめ数十ページ分くらい作っておき、順番は気にせずに埋められる所を埋めます。

枠を埋める中で、「今回新しく作る資料は3つだけで、残りは既存の資料から持ってくればよい」など、やることが明確になり、どんどん楽になります。

やるべきことの中に埋まっている部分と、空白の部分が見えると、「あとは埋めるだけだ」と、俄然やる気が出てきます。

ADHD脳の人には、**実行に移すための呼び水、仕込み、前準備が大事**なのです。ゲームのように面白くできるようになると、集中力を発揮できます。

処方箋

目標や目的を書いて繰り返し見る作戦

1つのことが終わらないうちに違うことに手を出したくなるのは、前述のように

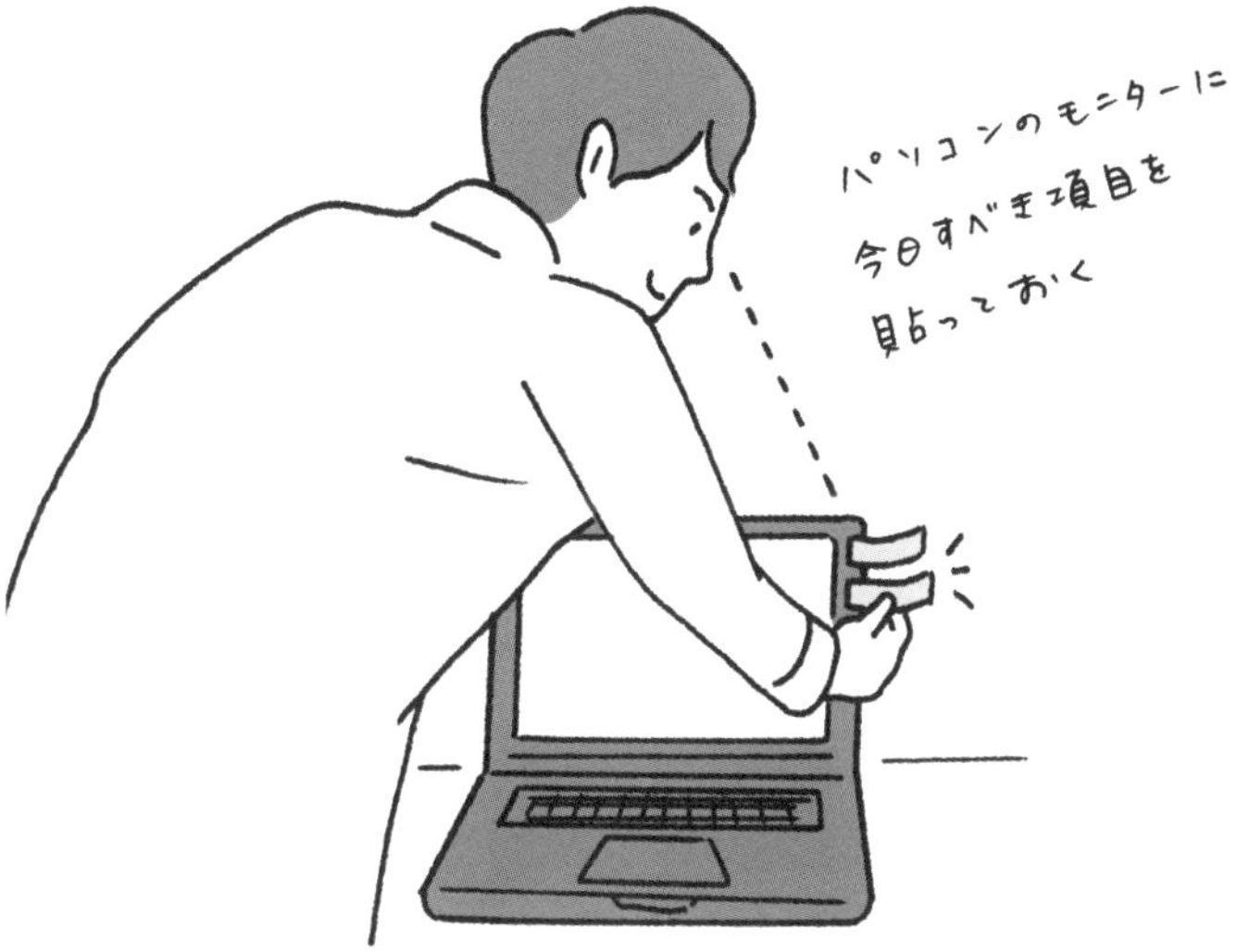
パソコンのモニターに
今日すべき項目を
貼っておく

思考がブレやすいからです。最初の動機を忘れて、頭の中が瞬時に浮気します。

まずは、**自分の頭の中にそういう構図があると自覚しましょう。**

予防のためには、たとえばパソコンのモニターの端に「今日の目標」を書いたメモを貼って、今やるべき仕事から意識が逸れないようにする。

買い物なら、「買う物リスト」を持ち、何度も確認しながら売り場を歩き、目的と違う物を買わないようにする。

ADHD脳には、メモがお守り代わりです。**メモを持つことが、人並みに実行できる方法**と心得ることです。

思考系

02

好きなこと以外、続かない

すごく好きなこと以外に、あまり集中できません。仕事でも、好きでないことや苦手なことだとガクンと効率が落ちます。学生時代からの趣味は「オタク」と言われるほど熱心に続けていますが、人に誘われて始めた遊びや趣味などは、一応かじってみますが、突然どうでもよくなってやめてしまいます。

エンジニア・40歳・男性

脳診断

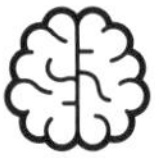

受け身でいるため面白さを見つけられない

ADHD脳の人たちは、**「好きなこと以外は続かない」ことが多い**です。そういう人はたいてい自分でも飽きっぽい性格だと認識しています。

ただ、ＡＤＨＤ脳の人の長続きしない理由は、飽きるからではありません。やっても**自分の理解が深まらないので、思考し続けることが嫌になる**のです。

その一番の原因は、受け身になっていることです。**「つまんない！」と思ったら「自分は今受け身になっている」と思う**仕組みを作りましょう。

好きなことが続くのはそれを楽しいと思えるからですが、あまり興味のないことを人に勧められたり、命じられたりすると、「やらされている」感覚になります。すると、その行為はどこか他人事のようになり、頭が働かなくなってしまうのです。

それが面白くなるように周囲がお膳立てしてくれることはありません。ですから、**ＡＤＨＤ脳の人は、自分で面白くしていく発想が必要**です。

ですが、思考系脳番地が弱いと注意力が散漫になるので、「もっと深めたい」と考えづらいのです。いいなと思ったものも、それがなぜいいのかを追求しないまま、「あれもいい」「これもいい」と、次々と違う対象に関心が移ってしまいます。

そんな自分をコントロールして、「いいな」をもっと深め、次のステージに進むことが、ＡＤＨＤ脳の人に与えられた課題の１つと言えるでしょう。

処方箋

自分を面白くさせるクセをつけよう

「自分で面白くしよう」という思考が身につくと、とたんにそれを面白がれるのがＡＤＨＤ脳です。

興味を持てないのは、その時点で情報が足りていないせいもあります。

たとえば、小説を勧められたなら、最初にあらすじを読んでみたり、それが原作になっている映画を観るのも、１つの手です。

受け身をやめて情報（興味が湧くきっかけ）を自分で加えることが、途中で投げ出さないための予防策になります。

思考系

03

やることが気まぐれに見える

課題をやるために机に向かおうとするのですが、いつもその前にスマホでネットショップのセールをチェックしたり、急にホットケーキが食べたくなって焼いてみたり、靴を磨いたり、まったく関係ないことをいくつもやってしまいます。

学生・20歳・女性

脳診断

ストレスを避けようと他のことに手を出す

ADHD脳の人は、集中することがストレスになります。今やるべきでないことをして遠回りするのは、ストレスを避けようとする心理からくる行動です。

〝集中する〟とは、思考系全体を1つにまとめ、脳細胞が酸素を消費し、低酸素化する大脳生理現象が起こる行為です。低酸素状態は苦しいので、それをADHD脳が事前察知し、過剰に回避しようとします。

他人と同じやり方を好まず回り道する気質も（それがよい結果となることもありますが）、そうしないとやる気になれないからです。

このストレスを避ける思考のクセは、ADHD脳でなくても起こりますが、ADHD脳には、もっと頻繁に起こります。

処方箋

目の前に、今使うもの以外の物を置かない

ADHD脳の人にとって、最も勉強や仕事の妨げになるのが、目の前にいろいろな物があること。気が散る元だからです。ですから、**デスクの上に一切物を置かないことが重要**です。本を置くなら1冊だけなど、徹底しましょう。

ADHD脳の人が、もし難しい資格を取りたいと思ったら、パートナーとの付き合いは捨てるくらいの覚悟が必要です。合格したら会うという目標も悪くはありませんが、難しい試験なら、今度は、「受からなかったら彼女に会えない」と考え過ぎて、集中できなくなるのがADHD脳です。

これくらい極端なことをしないと、試験勉強も遊びも横並びの扱いになってしまうのがADHD脳なのです。

ちょっと気をつけるくらいでは、常に周囲の影響を受けて思考が止まらず、わけもなくさまようクセは治りません。

集中すべき1つのことに全てのエネルギーを注ぎ、あとは全部捨てるくらいの、明確な区別をつけることが時には必要です。

思考系

04

気がつくと上の空になってしまう

眠いわけではないのですが、気がつくとぼーっとしています。はっと我に返って、いままで何をしていたのかをあわてて考えて仕事を再開する、そんな毎日です。

パート・48歳・女性

脳診断

脳の覚醒状態が低下している！

ADHD脳の人は気質的に思考がとぎれやすいのですが、これは脳の覚醒が落ちている証拠です。記憶系4（79ページ）でも覚醒の低下を書きましたが、思考系にも悪影響が出ます。**覚醒が落ちている場合は、前日や前々日までの睡眠時間が7時間未満でないかなどをチェック**しましょう。

また、家にばかりいたり、運動不足になっていると、ぼーっとする頻度が増えてきます。ぼーっとするのは仕事中だけでなく、テレビを観ていても、上の空になっていつの間にか大事な場面が過ぎていたりします。

このように、ADHD脳の人には、目を開けているのに、頭の中では思考が分断される瞬間が頻発しています。

処方箋

睡眠不足を解消する

「正しい睡眠」は、起きている時間の覚醒度を上げてくれます。

ADHD脳の人にとって、**睡眠不足は大敵**です。困った症状が悪化します。たとえ眠いと感じていなくても脳の覚醒が低下しており、それに気づきにくいのも、ADHD脳の特徴の1つです。

そんなＡＤＨＤ脳を覚醒させるための処方箋は、**毎日何時に寝て、何時に起き、何時間寝たかをチェックする**ことです。

なるべく就寝時間と起床時間を一定にし、一週間で50時間以上の睡眠をとるように心がけましょう。

処方箋

両手両足を動かす

ＡＤＨＤ脳の人は、同じことを考え続けることができず、ブレていくので、絶えず自分で舵を取っていかないといけません。

上の空になるのを防ぐには、できるだけ**両手両足を動かす時間を作り（手作業を続ける）、椅子から立って体を動かす時間を多くする**ことです。

ＡＤＨＤ脳の人に一番注意が必要な状況は、ただ座っているだけ、人の話を聞くだけの場合です。

特に、**体を動かさずに、耳だけを使って頭を働かせるのがすごく苦手**なのです。

体、口、目を動かさずに何かをやると、眠くなって集中力がとぎれやすいので、それを避けることが大切です。

ですから、人の話を聞く時は、メモを取りながら手を動かして聞くなどの対策をとらないといけません。

また、そこに疲れが重なると、上の空どころではなく「どうでもいいや」という思考になりがちなので、体調管理にも気をつけることが必要になります。

思考系脳番地ばかりを使うと、心身の疲労を感じやすくなります。使いすぎた脳番地は休ませ、運動系脳番地など別の脳番地を使いましょう。

思考系

05

面倒なことにすぐ着手できない

特に嫌いとか、難しいことでなくても、「面倒だな」と思うと手をつけることができません。
自分でもよくないとは思うのですが、いつもギリギリまで放っておいてかえって大変になる、その繰り返しです。

営業　32歳・男性

脳診断

前頭葉が「働きたくない」と言っている

これは、前頭葉にある思考系脳番地の使い方が上手でないからです。
思考系脳番地は、頭頂葉にある理解系脳番地と連動しながら作業をこなします。

その代表的な作業が、**ワーキングメモリ（作業記憶）**と呼ばれるものです。ワーキングメモリは、**左脳で主に言語系の作業が行われ、右脳で映像や場面などの非言語系の作業がなされる**と考えられています。

ＡＤＨＤ脳の人は、ワーキングメモリそのものは得意でも、これを使うための動機づけがうまくできません。

ですから、受験でも仕事でも、面倒くさいと感じるかどうかに非常に敏感です。ちょっとでも面倒だと感じると避けて、しばらく何もせずにダラダラしています。

一番極端な例が、受験勉強の苦手科目です。ＡＤＨＤ脳の人はなかなか取りかかれず、だいたい得意科目ばかりやっています。

そして、得意科目の後に苦手科目をやろうとすると、さらにエンジンをかけるのが難しくなってしまいます。

引きこもってうつ病が併存した場合も思考系脳番地が弱くなり、やる気が出なくなります。

処方箋

できた時のご褒美を用意する

面倒なことに着手する時、一番手っ取り早いのはご褒美を用意することです。

たとえば、カフェで仕事するのもよいでしょう。「カフェに行ったらショートケーキを食べようかな」とご褒美を頭の中で用意しながら向かいます。それが面倒なことにとりかかるための「勢い」になります。

また、**取り組むものは1つに絞り、その間は他のことをやらない**と決めます。〝ながら仕事〟をやめるということです。

基本的に、ADHD脳の人は、欲張りかつ、ながら族なので、ながらをやめるくらいのスイッチがよい刺激になります。

また、行動する時間帯も選ぶほうがよいでしょう。

面倒なことは、覚醒していて元気のある朝にやるのが一番です。

思考系

06

考えるための情報収集が下手

いつもどんな服を着たらいいのかわからず、同じような色、形の服ばかり買ってしまいます。改まった場に出る時などは、あわてて新しい服を買いに行き、店員さんに選んでもらいますが、一度着て終わりになることも多いです。どうしたらうまく服を選べるようになるでしょうか。

主婦・40歳・女性

脳診断

比較する発想が出てこない、比較するための集中力がない

この悩みは、「判断できない」ことが原因。おそらく、食事に行ってもメニューをなかなか決められずにいるでしょう。「判断」には、情報の比較が必要です。

それができる人は、「この店の魚料理は評判があまりよくないから、メインは肉にしよう」「これと同じような服を持っている。色もほとんど同じだ」と、他のお店や手持ちの服と比べて判断できます。

しかし、**多くの情報がある中で比較をするには、集中力が必要**です。

思考系脳番地の弱いＡＤＨＤ脳の人は、集中することが苦手なので、比較するという発想が少なく、選択するための手がかりを見つけられないのです。

その結果、買い物もよく考えずに「これでいい」と衝動買いしたりします。

一方で、好みのものにはよくも悪くも猪突猛進になり、同じようなものばかり買い集めることもあります。

処方箋

比べる練習をする、マインドマップを作る

判断力を養うには、普段から比べる練習をすることです。

服を選べるようになるためには、これまでの、「この赤いセーターいいな。色違

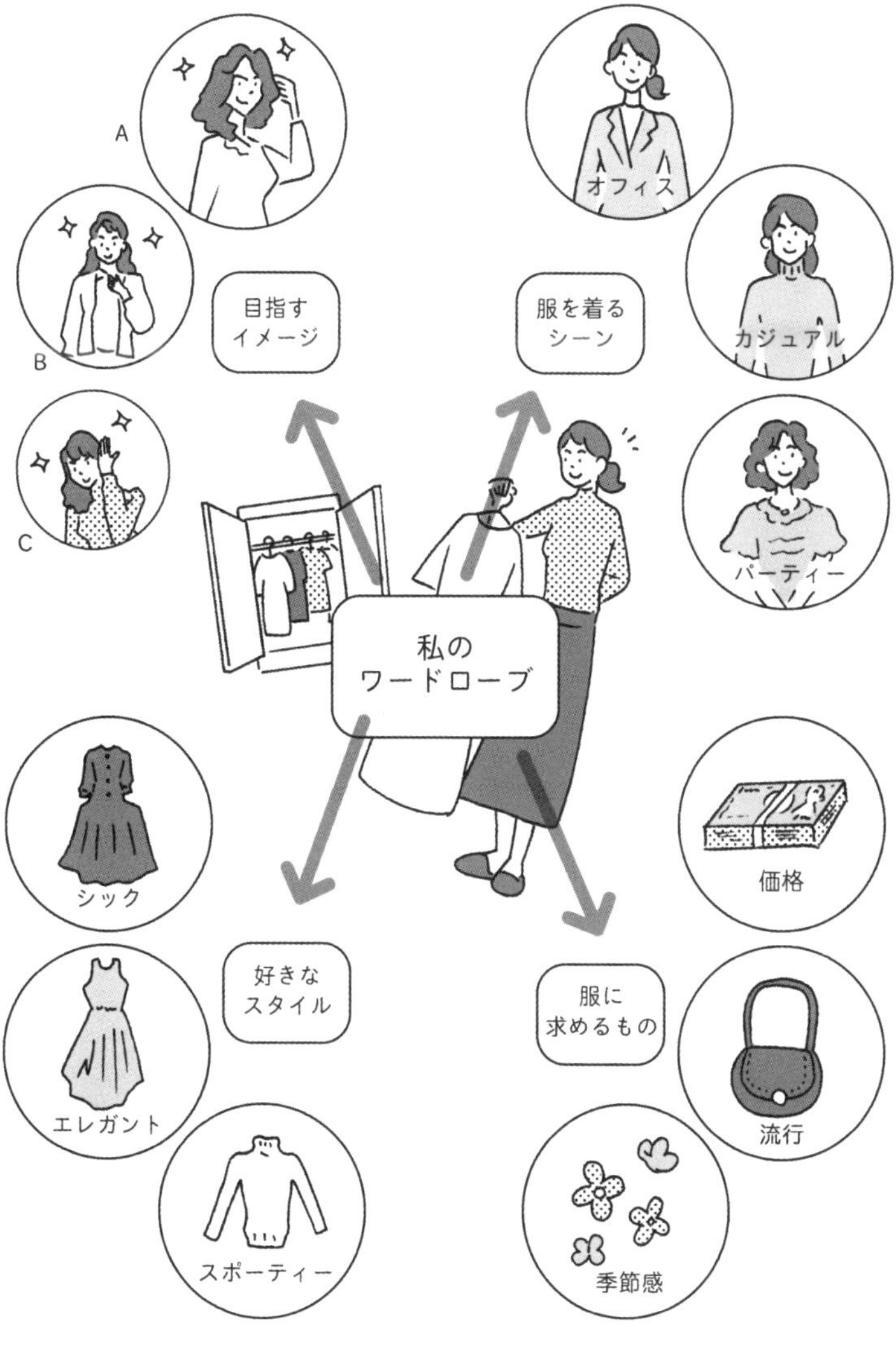
A
B
C
目指す
イメージ
オフィス
カジュアル
パーティー
服を着る
シーン
私の
ワードローブ
シック
エレガント
スポーティー
好きな
スタイル
価格
流行
季節感
服に
求めるもの

いで青も買おう」などといった大雑把な買い方をやめましょう。

そして、同じような色、デザインのものを持っていないか、いつも**比較して選ぶクセをつける**のです。


買いものをする前に、**マインドマップを作るのもおすすめ**です。

マインドマップとは、トニー・ブザンが考案したブレイン・ストーミングの手法です。表現したいコンセプトを中央に置き、そこから放射状にキーワードやイメージを広げ、木の枝を伸ばすようにつなげます。


たとえば中央に「私のワードローブ」と書いたら、そこに「服を着るシーン」「服に求めるもの」「好きなスタイル」「目指すイメージ（自分をどう見せたいか）」などをつなげます。

そして、頭に浮かぶそれぞれのイメージを書き入れ、情報量を増やします。

すると、ＡＤＨＤ脳の人が苦手な**「自分の頭の中を客観的に見ること」が可能に**

なります。

自分にはどんな服が必要で、何を減らし何を買い足せば、自分の思い描くワードローブに近づくのかもわかります。

そうすると自分で選べるようになるし、人に相談する時も具体的に希望を伝えられるので、的外れなものを買わなくなります。

頭の中が整理できない人

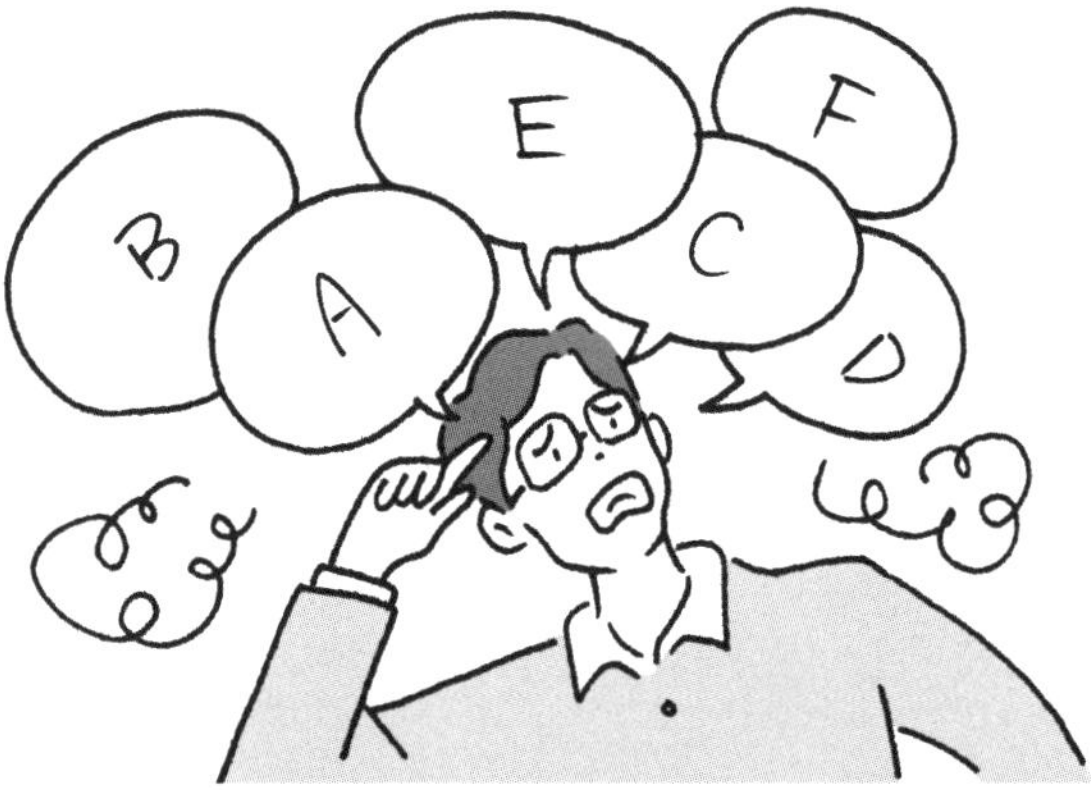

理解系脳番地が弱い ADHD脳は 頭の中を整理できない

ADHD脳で特に理解系脳番地が弱いと、ケアレスミスの連発、やるべきことが頭から抜ける、バランスよく行動できない、人との会話でわかり合える感じがしないなどが起こります。

ここでは、そういった弱い理解系脳番地の対策を考えてみます。

理解系脳番地が弱いということは、頭の中の整理が苦手だということです。

理解系脳番地は右脳と左脳のそれぞれにありますが、**特に右脳側が弱い**のです。そのため、実体験が伴わないことを頭だけで想像することが苦手です。すると、知らない話や興味のないことについて理解するのを避けたり、誤った解釈になったりすることも少なくありません。

また、自分や自分の周囲の状況を省みて客観的に捉えるのが非常に難しく、自分のADHDの特徴に気づけません。治療で改善された後になって、ようやく「以前の自分はどう見てもADHD脳だった」と気がつくのです。

大切なのは、まず**「自分は頭の中が混乱しやすい」「自分は体験学習型なのだ」と、自覚する**こと。そして、自分の時間を作り、落ち着いて1つのことに取り組める環境を整え、これから挙げる対策をやってみることです。

理解系

01 あいまいな指示や抽象的な表現でフリーズする

上司は、「これ、チェックしておいて」などのあいまいな表現が多く、具体的な指示をくれません。私がわからない箇所の質問をすると、「自分で考えて」と言われてしまいます。結局、何をしたらいいのかよくわからないままで手がつけられず、その後、「まだやっていないのか」と言われてしまいます。

―IT関係・35歳・女性

脳診断

脳がフリーズしている

理解系脳番地が弱い人は、このような**曖昧表現を理解することがとても苦手**です。

また、行動に優先順位をつけたり、作業の手順を決めたりという「序列をつける行為」がとても苦手です。とくに、頭の中だけでそれを行おうとすると、余計にわからなくなります。

そして、「わからない」と感じると脳はフリーズしてしまいます。自分では考えているつもりなので、自覚のないフリーズで、一種のパニック状態とも言えます。キーボードを打つ手がピタッと止まるとか、立ったまま一瞬動きが止まるのは、脳がフリーズしたサインです。

これは、難しい試験問題などを前にすると誰にでも起こることですが、ADHD脳の人の場合は日常的に頻発し、しかも通常よりも長い時間続きます。そして、時間が過ぎていることにも気がつきません。

一方でADHD脳の人は、**専門職や特定の分野のオタクになりやすく、また、そうなったほうがうまくいきます。**自分の専門分野のことに関しては理解力や記憶力もうまく働いて、よく覚えられます。

それ以外のことにはやはりフリーズしますが、オタクの方向でうまく行っている人はそれが隠れやすいので、本人もADHDだとわかりにくくなります。

処方箋

自分から聞く、今できることはすぐやる

あいまいな指示をされた場合は、**「締め切りはいつまでか」「範囲はどこからどこまでか」「数字的なものがあれば確認する」**などを、**自分から行う**必要があります。

それがルーティン業務と同じだと言われても、中身を忘れているのがADHD脳です。わからなければ聞くか、聞けないなら、**一度やった仕事はしっかり手順をメモしておいて、自分で確認できるようにする**しかありません。

指示された内容は、リストにしていきましょう。

「いつまで」なのかが明確にならない場合は、できるだけ先延ばしにしないで、すぐやってしまうのがベストです。

または、**自分から「○日までにやります」と伝えておけば、安心材料になります。**

理解系

02

やっていたことや目的をすぐに忘れる

必要な物を取りに行って、何をしに来たのかを忘れてしまうことは、よくあることだと思います。ですが私の場合、資料のデータを探すためにフォルダを開いたとたん、その目的を忘れてしまいます。一連の流れと異なることをすると、すぐに目的を忘れてしまい「なんだっけ……」とつぶやいてばかりの毎日です。

事務職・39歳・女性

脳診断

ルーチンの記憶に依存しすぎている

仕事に必要だからパソコンのフォルダを開いたのに、一瞬で、自分が何をやろうとしていたのかわからなくなってしまう。

これは、実は忘れているというよりも、**物事の理解の仕方が適切ではない**ところに原因があります。

1つの仕事を何回かに分けてやろうとする時、回数を重ねるごとに理解を積み上げられればいいのですが、ADHD脳の人は、その場でわからなくなると自分が体験した記憶に頼ります。そのため、目の前のことをしっかり理解していないと、最初にやるべきことがわからなくなってしまいます。時には、何回やっても理解度が6割止まりということが起こるのです。

ADHD脳の人は基本的に記憶系脳番地が弱いので、**柔軟な理解力を持つか否かが生命線**です。必要なのは、「A＜B、B＜C、ゆえにA＜C」のような、**単純な図式に組み替えて物事を理解する**ことです。

1回1回、ゼロから理解しても同じ結果が出るように、手順を自分で組み立てていきましょう。

処方箋

やるべきことを箇条書きにする

やるべきことを把握するための一番簡単な方法は、左のように自分がこれからやることを、箇条書きで単純に並べる、それだけです。

1・何時何分　○○をやる
2・何時何分　△△をやる
3・何時何分　□□をやる

たとえば、テレビのプロデューサーやディレクターは、番組のワク（放送時間）を使って、まさにこのようなやり方で情報を流す手順決めています。整理して順序よく流さないと、時間内に想定した着地点にたどり着かないからです。

そうやって、情報を単純な図式にして組み立てているからこそ、見ている人にとってわかりやすいものになるのです。

処方箋

昔話を思い出し、ストーリーを語る練習をする

理解系脳番地を鍛えるための一番の方法は、**単純な昔話を語ってみる**ことです。単純な昔話は、ストーリーが、よどみなく連続して物語になっています。声を出して語ることで、昔話の「型」を体で覚えられます。

> **1 昔々、おじいさんとおばあさんがいました**
> **2 毎日、おじいさんは山へ芝刈りに、おばあさんは川へ洗濯に行きました**
> **3 ある日、おばあさんが洗濯をしていると、川上から大きな桃が流れてきました**

身についてきたら、**今度はさまざまな物事を、「自分はこれを昔話のように人に説明できるか」という視点で理解する**ようにします。すると、人の話もニュースも本の内容も、よくわかるようになります。

ADHD脳の人は、客観的な視点と主観的な視点が入り混じり、一般論と自分の

意見を区別しながら話すことが苦手です。時には、正論を述べている途中から「私が、私が」と、自分視点に変わってしまうことも多いのです。これでは、なかなか人にわかりやすく説明することができません。

また、昔話を語るように人に説明できるようにしておくと、**言いたいことを忘れにくくなります**。人の話を聞く時に、**相手の言葉が足りなくても自分の頭で補いながら理解できるようにもなります**。人の話は必ずしも理路整然としたものではなく、いつも懇切丁寧に説明してくれるわけでもありません。

そうであっても理解できるようになり、話の内容に矛盾があったり、何かを見落としているような時でも、それに気づけるようになります。これは私自身も経験していることです。

そして、相手を非難するのではなく、「この人は、なぜそういう言い方をしたのか」「なぜそうなったのか」ということまで理解できるようになったり、話のポイントをおさえた的確なアドバイスなどもできるようになるのです。

理解系

03

バランスよく案件処理ができない

やるべきことや、やりたいことがいくつかあると、いつも混乱してしまいます。この間は、2件の原稿提出の期限がほぼ重なって、早くやらなければと焦りつつ、気がついたらLINEやメールの返信に2時間も費やしていました。「時間の使い方を間違えた」と後悔することが多いです。

フリーランス・33歳・男性

脳診断

脳に刺激が強いことを続けてしまう

この相談者は、無意識に「思い入れ」の部分に偏って自分の行動を決めています。

何かに集中してそこに時間とエネルギーを費やし過ぎ、肝心のことが進まない人は、**物事を切り分けられないのが原因**です。

勉強していたはずが、いつの間にか何時間もゲームに没頭してしまう「ゲーム障害」の人なども、それに当てはまるでしょう。

ADHD脳の人が集中するのは、そのことでは頭が働く。一言で言えば、**「つまらない気持ちが埋められる」から**です。

処方箋

最優先を選び、1つ終わってから次に進む

与えられた課題を分割して順序立てることを第一に考えましょう。

行動のバランスがとれない大きな理由は、**頭の中だけで課題を考えるから**です。

まず、今日やるべきことを見える化するのが先決です。

そして、やることが2つあったら、両方を一度にやろうとせず、先にやることを1つ選び、それを終わらせてからもう1つのことをやるようにします。

やるべきことを一度頭から出して箇条書きにし、見える化して取り組みましょう。

処方箋

TTマップを作成する

複数のタスクがあって並行して進めたい場合には、**「TTマップ（タイム・アンド・タスク・マップ）」**の活用が役に立ちます。TTマップは、縦軸にテーマ、横軸に時間を書き込みます。これを使うと、複数の物事の進捗状況が一目でわかります。

いくつもの案件を「道」に見立て、それぞれのゴールまでの道程を管理します。

これは、特にプロジェクトが長期にわたるタスクを管理するのに役立ちます。

たとえば、ABCという3つの目標があり、Aを7割、Cを8割まで達成できていたら、「Bは3割しか達成できていないから、5割まで進めよう」と切り替えます。

Bが5割まで進んだら、またAやCの状況を確認して、次の取り組みを決めます。

道を歩く速度はそれぞれ違ってよいので、行程を確実に前進させていき、ゴールしたらお祝いをしましょう。

私自身、この手法を身につけたことで、**複数の目標管理が可能**になり、まったく違った領域の複数の課題をこなせるようになりました。

理解系

04

人間関係が深まらない

趣味のサークルのメンバーと、仲良くなれません。話を掘り下げようと質問すると、不機嫌な顔をされることもあり、全然話がはずまないのです。家族や幼なじみからは、「話が噛み合わないんだよね」とよく言われますが、相手の言い方の問題もあると思います。

主婦・38歳・女性

脳診断

理解の仕方が異なる

この相談者は、人間関係の問題だと思って悩んでいますが、実は理解系脳番地の弱さから生じる問題です。「話が噛み合わない」と言われる人は、まだ問題点がわかりやすいのですが、隠れたＡＤＨＤ脳の人の中には、特性が表に出ていない場合があります。すると、表立ったトラブルはないけれど、なぜか人間関係が深まらない、わかり合っている感じがしないという状況になります。

それは、**お互いに共通のイメージを頭の中で描けていないことが問題**です。

これは、ＡＤＨＤの中でも一番トラブルになりやすい部分です。

頭の中の整理整頓ができないだけでなく、聞いたことと連動して、映像や場面が頭に浮かばないことに原因があります。

「それってこういうことですか？」と聞き返すのですが、相手には、なぜそこまで何度も聞くのか理解できません。ＡＤＨＤ脳の中でも、一番「面倒くさい人だな」と思われやすい部分です。

ＡＤＨＤ脳の中には、字義通りの解釈しかできない人がかなりいます。

すると、言外の意味をほとんど想定できないので、しつこいほど、話し相手の言葉尻を追い続けます。

　これが職場などで続くと相手はうんざりして、「自分でやった方が早い」となってしまいます。こうなるとADHD脳の人は「自分は職場で無視されている」と感じたりして、悪循環に陥ります。

処方箋

川柳を作ってみる

　川柳は言葉で状況描写をしなければならないので、最初にイメージや映像が浮かばないと作れません。**いろいろな川柳を考えてみると、想像力を養えます。**

　川柳に限らず、相手を面白がらせる一言を考えることもおすすめです。

　ネタを考える芸人さんのように、笑わせたい相手を想定して問答を考えてみましょう。**一緒に笑うことで、お互いの距離は一気に縮まり**、一緒に何かをする瞬間を積み重ねれば、お互いの理解が深まります。

理解系

05

主張が強すぎて、まわりの人に引かれてしまう

プロジェクトチームの後輩たちとうまくいきません。自分の提案や指示に対して、反応が鈍かったり、批判的なことを言われると、とてもストレスがたまります。いつも「自分の経験上、これがベストだ」と思うことを言っているのに、素直に聞き入れてもらえないのが不思議です。世代の違いなのでしょうか？

企画　40歳・男性

脳診断

経験によってより創造性が生まれると誤解している

実は本人以上にまわりが困っており、お互いに不利益を被るパターン。

ＡＤＨＤ脳は過集中になりやすいため、思い込みが激しくなります（自分の考え

を妄信しやすくなる)。

誰しも多少そういう傾向はありますが、ADHD脳の人は他人の影響を受けやすく、他人も自分と同じだろうと考えます。そのため、強烈に自己主張してまわりに引かれます。そして、冷ややかな目で見られていても気づきません。

今回のケースは、先輩で経験値の高い自分の方が、よりよい提案が出せると思い込んでいるかもしれません。ですが、新しい創造性のある提案であれば、むしろ無知であった方が斬新なアイデアが生まれます。

他人がどのような視点で見ているかの理解は、自分の理解力をアップさせます。

処方箋

同じ分野の優れた人の意見を常に参考にする

ADHD脳の人は、「自分はできる」という意識がとても高いです。

そんなADHD脳の人は常に**「より高度な意見、優れた人の意見と照らし合わせる」習慣を持つと、理解力が高まります。**それによって賢くなるし、独善的な自分に気づきやすくなり「勝手な思い込みではない」と自信がつきます。

また、適切な助言をくれるメンターがいれば、より心強いでしょう。「あの人だったらどう言うだろう？」と一歩下がって考え、勝手に物事を理解するのを防げます。**他人の意見を自分で想定してみることは訓練にもなります。**

これを続けることで理解力が深まり、判断基準も徐々に明確になっていきます。

処方箋

本当にこれでいいのか？　と絶えず自問する

個人の価値観の主張の場合は、違ったアプローチが必要です。

「絶対〇〇だ」と断言して譲らない人は、「他人から見たらおかしいのかもしれない」と、自分の意見を振り返ることができません。そのため、暴走しやすいのです。

ですから、絶えず**「これでいいのかな？」という意識を持ちましょう。**

ADHD脳は基本的に「反省しない脳」なので、ある意味、過剰にそういう意識を持ち、恐る恐る発信するくらいで、ちょうどバランスが取れます。

理解系

06

散らかっていても片づけ方がわからない

職場で、デスクを片づけろとよく上司から注意を受けます。資料や商品サンプル、私物など、確かに物が多くどこから手をつけたらいいかわかりません。捨てるにも、大抵の物がいつか必要になるようにも思います。また、見えない所に物を置いてしまうと、後で探せなくなってしまいます。

営業・33歳・男性

脳診断

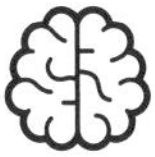

目に見えるものを分別しにくい

相談者は、散らかっている意識はあるようですが、ADHD脳の人の中には、その感覚がない場合が多いです。本人にとっては「理由があってそこに置いている」

ので、片づける理由がありませんし、片づける気になっても、ポイントを絞ることが苦手なので、「まずここを片づけよう」という目星がつけられないのです（「この机の引き出し1つ分」など、狭い範囲ならなんとかできます）。

しかし、持続力がないので、一度手を休めると再び始めるまでに時間がかかりますし、その間にまた物が溜まり、グチャグチャになってしまいます。

ただし、強迫観念を持っている人は別です。**こだわりやマイルールが優先されると、ADHD脳でも部屋や机を整理整頓できます。**

片づけられる人の中にも、隠れたADHD脳の人がいる可能性はあるのです。

片づけに関してのノウハウは、『部屋も頭もスッキリする！　片づけ脳』（自由国民社）にまとめました。その中から、いくつかここでも対策を紹介します。

処方箋

一箇所だけ徹底的に片づける

対策は、**今その時に、一番必要な場所に限定して取りかかる**ことです。

前述のように、ADHD脳は「毎日少しずつ行う」ことができません。

ですから、**「まず1つ場所（デスクの上など）を決めて、その一隅だけを片づけて満足する」練習が大切**です。できれば毎日、忙しければ3日に1回くらい行います。

一番いいのは曜日を決めることです。「月曜日はやることが多いから、中だるみの火曜と水曜にしよう」とか、曜日を決めると取り組みやすくなります。

処方箋

必要な物だけを選んで見える場所に置く

見えない所に物をしまうと忘れるのは、記憶系脳番地の問題も含んでいます。

その場合、**同じテーマの物を一箇所にまとめて収納**します。

たとえば「販促関係の資料は全部このファイル」「商品サンプルは全部この箱の中」とラベルをつけておけば、キャビネットなどにしまっても見失いません。

そして、「今週この書類が必要だ」となったら、今週使うものだけをピックアップして、見える場所に置くことです。**ADHD脳の人は、あれもこれも一緒に出**

したり、持ち運ぶクセがありますが、それはやめましょう。

使い終わったら元の収納場所にしまえば、散らかることはありません。

処方箋

捨てるものを決める

私の場合、捨てることがとても苦手で、愛着があるものは全部取っておきたい変な欲があります。「片づけられない脳」というより、「捨てられない脳」です。

人はこの2つのどちらかに、偏っています（詳しくは『捨てる脳、片付ける脳の作り方』宝島社参照）。捨てられない脳だと、捨てられない小物をどうするか考えているうちに、再び散らかったりします。

ですから、脳番地のトレーニングだと思って、まず、**目の前の散らかった山から捨てるものを1つ決めましょう**。片づける前に、捨てるものを決めます。

このスタートラインに立つことが重要なのです。

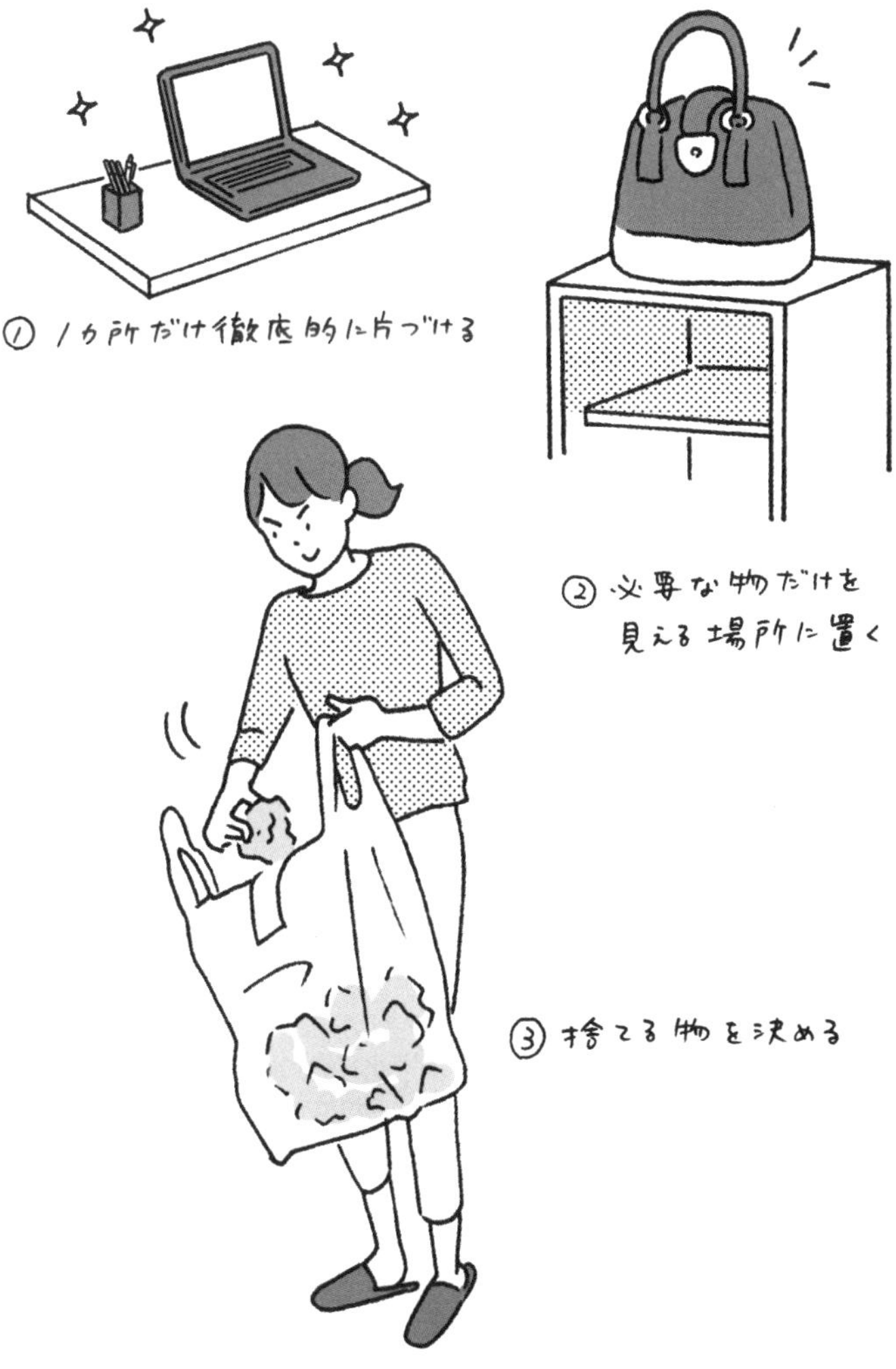
① 1カ所だけ徹底的に片づける
② 必要な物だけを
見える場所に置く
③ 捨てる物を決める

運動不足、不器用、突発的に行動する人

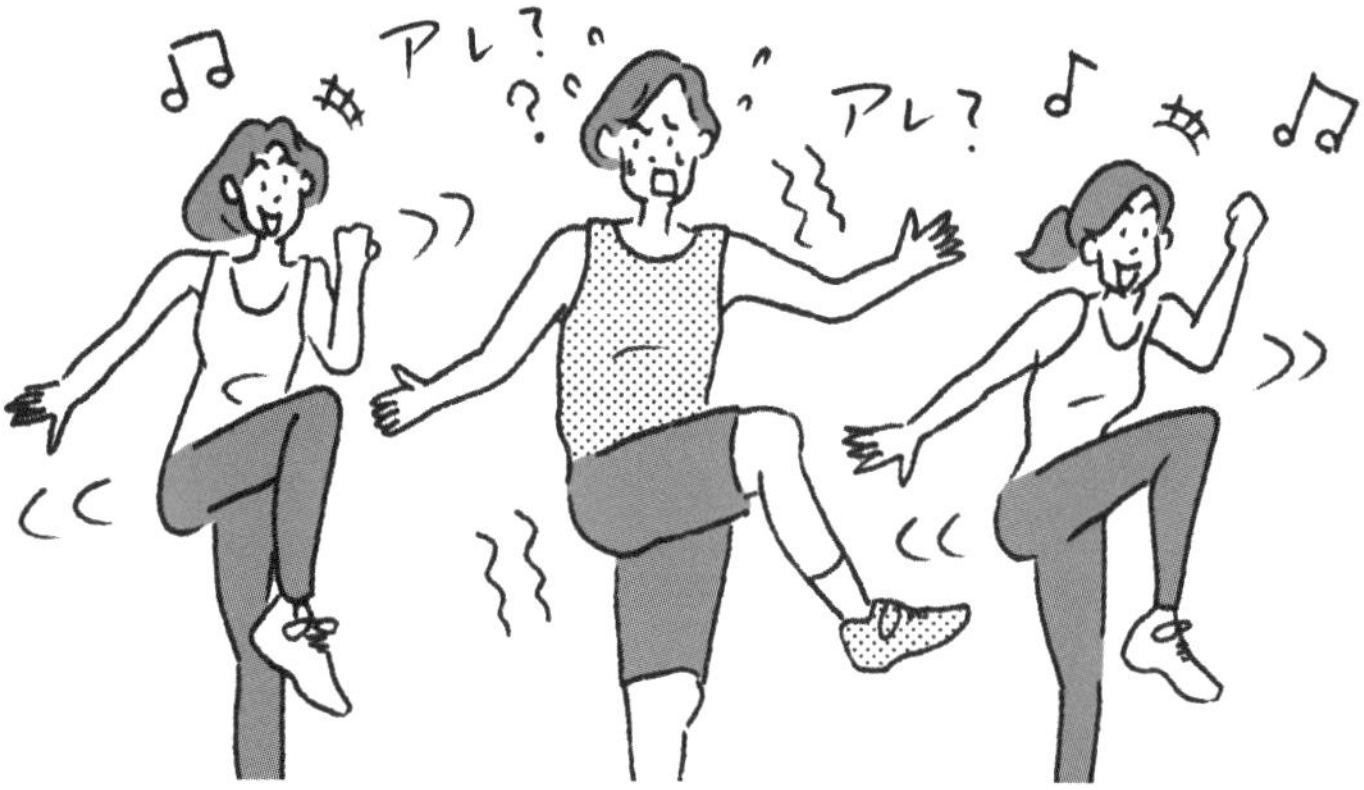

運動系脳番地が弱いADHD脳は症状が悪化する

ＡＤＨＤの症状と「運動」には、深い関わりがあります。

私のクリニックに、デスクワークの女性が「忘れっぽい」などの症状で来られるのですが、かなりの割合で運動不足が引き金になっています。

ＡＤＨＤ脳の人は運動不足になると症状が徐々に重くなるのです。

動かないと覚醒度の低い状態が続き、「集中できない、モチベーションが上が

らない、物忘れが激しい」など、ADHD脳のあらゆる特性が強まります。

ところが、注意しなくてはいけないのは、運動不足で症状が重くなっていくと、ADHDの多動症状が目立たなくなります。一見改善されたように見えますが、運動系脳番地が弱くなり動けない状態なので、改善されたわけではなく、**多動よりもっと深刻な問題**なのです。

座り仕事が多い運動不足の人は、まわりも自分も気づかない間にADHD症状が進行し、多動性が失われた隠れADHD脳になる可能性があります。

大人発症のADHDには、こうしたケースが少なくないと考えています。

大人でも子どもでも、**ADHD脳の人がじっとしようとするのは、大きな間違い**です。

自分で自分のADHD脳を成長させるなら、スポーツをやっていた人はやめてはいけないし、何かやりたいことがあるのなら必ず運動の習慣を持たないと、思うように能力を発揮できません。

運動系

01

よく電車を乗り過ごしてしまう

目的の駅の一駅前には「次の駅で降りる」と気づけても、気づくと数駅乗り越していることがよくあります。あわてて戻る電車に乗り換えても、また乗り越してしまい、しばしばいつまでも目的の駅に降りられないことがあります。

専門職　38歳・男性

脳診断

運動をプランニングする脳が未熟

ＡＤＨＤ脳の人にとって、電車の乗り越しは日常茶飯事です。

乗り越してしまう大きな原因は、「あと二駅ある」「もうちょっとスマホを見ていよう」「駅に着いたら立ち上がろう」などと考えて、のんびり座っているからです。

脳が体を動かすための準備行動の指令を出していないのです。

ＡＤＨＤ脳の人にとって〝体が動いていない〟とは、うまくいっていないことを意味します。普通の人のスイッチは、パッと切り替わりますが、ＡＤＨＤ脳だとそうはいきません。オン・オフが緩やかすぎて、タイミングが必ず遅れます。

ＡＤＨＤ脳の人は、**「自分は普通の人よりも行動のタイミングがずれる」と自覚できるか、準備行動を事前にできる仕組みを作れるか**で結果が違います。

処方箋

徹底した準備行動で乗り越しを防ぐ

対策としては、「降りる駅に意識を向けること」が一番有効です。

私の場合は、乗り越しを防ぐために、目的地に到着する2つ前の駅で席を立つことにしています。元々立っている場合は、降りやすい場所に移動するとか、乗り換え出口に一番近いドアのそばまで移動するなど、体を動かします。

スマートフォンは絶対に見ません。画面に注意を奪われてしまうからです。

また、駅に着くごとに指を折って「残りの指が2本だからあと2駅」とカウントするのも有効です。

処方箋

電車の乗り継ぎは前日に必ずシミュレーション

電車の乗り継ぎも難題の1つです。反対方向行きの電車に乗ったり、間違った電車に乗ることも珍しくありません。

また、不測の事態であわてるのもＡＤＨＤ脳にありがち。ですから、**電車で出かける時は、前日に必ず目的地までの経路のシミュレーションが大切**です。

駅によっては同じホームにいろいろな路線が乗り入れていて間違えやすいことがありますが、それらを日常的に使うことは、よいトレーニングになります。

また、飛行機での移動は、そもそも前後の時間をたくさん取らないといけないので、ＡＤＨＤ脳の人が準備行動を身につける最高のトレーニングになります。

運動系

02

あれもこれも手を出して中途半端になる

習い事を2つやり、興味のあるセミナーにも積極的に参加。付き合いが多いので飲み会などにもよく参加します。そんなわけで毎日忙しく、たまに習い事に行くのを忘れたり、同じ時間に2つのアポイントを入れてしまったり、仕事でもうっかりミスが……。まずいと思うのですが、なかなか行動パターンを変えられません。

公務員・28歳・女性

脳診断

つい欲張ってしまい、断るのも下手

運動系脳番地が原因で出てくる問題は、主に次の2つです。

多動性優位のＡＤＨＤ脳は、チャレンジが好きで動かずにいられず、適切な行

動や落ち着いた行動が苦手です。

あれもこれも手を出して中途半端になるのは、典型的なＡＤＨＤ脳の特性です。欲張りなので、たくさんの仕事や勉強をしたくなるし、頼まれたり、誘われたりしたことをやらないと損した気持ちになって、断ることにも罪悪感を覚えます。でも、人間の体は１つ、与えられた時間は24時間なので、手を出し過ぎてしまうと、結局「完結しない」「漏れが多い」という結果になります。

一方、**多動性がほとんどないＡＤＤ脳の人は**（協調運動障害を併発している場合）、**器用に動けず、運動嫌いであまり動きません。**すると、「動かない＝落ち着きがある」とみなされ、ＡＤＨＤ脳が隠れやすくなります。

ＡＤＤ脳の場合は、自分から予定を入れすぎることは少なくても、人から誘われると断り下手なところもあり、その結果予定が増え問題を起すケースとなります。

処方箋

好奇心リストでやりたいことを管理する

好奇心リストを作っておくと、非常に効果的です。

ADHD脳の人は好奇心が強いですが、一度にできるのは1つだけです。

そこで、専用のノートを作り、自分が興味を持ったことを書き留めるのが役立ちます。興味から新しい発想が生まれることもあるし、忘れることも防げるからです。

興味があることを捨ててしまうと、ADHD脳はパワーが落ちて前向きな気持ちが薄れてしまいます。

でも、書き残しておけば捨てたことにはなりません。

処方箋

用事と用事の間に必ずスキマ時間を入れる

スケジュールを立てる時は、**用事の合間に必ずスキマ時間を長めに作り**、そこに自分がやりたいことを入れるようにしましょう。

時間単位や日にち単位で空白を作り、調整可能にしておくのです。

なぜなら、ＡＤＨＤ脳は「何でもできる」という万能感が強く、的確な時間配分ができないことが原因で、いろいろなことが中途半端になるからです。

また、気持ちよく人に会うためには、心の準備も必要です。

その際は、前の行動から影響を受けないようにすることが大事です。

運動系

03

「爆発的に頑張って燃え尽きる」の繰り返し

今の仕事が好きで、難しいことほどワクワクするし、やっている最中は何もかも忘れるくらい集中できます。おかげで仕事ではそれなりに評価されていますが、1つのプロジェクトが終わると燃え尽きたようになります。この間は、納期の寸前に寝込んでしまい、取引先に迷惑をかけてしまいました。

プログラマー・31歳・男性

脳診断

体調のよし悪しがわからない

ADHD脳の良さは、**非常に高い集中力を発揮して行動できる**ところです。

しかし、**過集中に入ると、疲れを自覚できません。**自己認識も時間感覚も弱いので、波に乗ると「やめられないモード」に入り、気づくとすごく疲れていたり、布団に入って初めて肩がガチガチに凝っていることがわかったりします。

一方、**ＡＤＤ脳で内向的だと「来た仕事を断れず、キャパシティ以上に引き受けてオーバーワークになる」**というパターンがあります。

ＡＤＤ脳の人は、自分で「こうしたい」という意思が弱く、内面的な弱さもあるので、つい「行動させられる」形になりやすいのです。

「頼まれたからやらないと」と、人のペースにのまれて動いてしまうことが問題です。そして運動不足や寝不足になると、どんどん活動性がなくなっていきます。

予定を立てる時はできると思って計画するのですが、実際はできないことがしばしば出てきます。自分のキャパシティというより、時間のキャパシティを超えて、断れずに仕事を引き受けてしまうのが失敗の原因です。

さらにその場になってみて、「あれ、思ったよりも時間がかかる」と気づくのです。

処方箋

必ず本番に近い形でリハーサルをする

リハーサルをするようにしましょう。体に一度刷り込んでから本番に臨むこと。それが、ＡＤＨＤ脳の人が健全に社会で能力を発揮できる方法です。

たとえば、「この範囲の作業を完成させるのに、どれくらいの労力と時間がかかるか」をシミュレーションし、自分の見積もりが的確かどうか検証してみましょう。

陸上の選手が試合前に本番と同じコースを走るように、本番に近い形でリアルにやってみることが大切です。

一回やってみるといろいろな注意が体にしみ込みます。

試験の前日のように、「これとこれを揃えてこのようにする」という状態で準備する。**本番のための準備力をつけられるかどうか**。これが、ＡＤＨＤ脳の人が社会でうまく生きられるかどうかの分かれ道です。

運動系

04

関係のないことをやりたくなる

在宅勤務なのですが、ゲームの誘惑に負けて時間をロスすることが多いです。夜中に急にドライブしたくなって、高速道路を飛ばしたりすることもあります。行動に脈絡がないとまわりにあきれられています。

Webデザイナー・36歳・男性

脳診断

絶えず変化を好んでいる

ＡＤＨＤ脳の人の行動が、時には、他人には見勝手に見えることが少なくありません。問題なのは、面白くない、つまらないとなると、違うことをしたくなることです。意識して「面白くないから、違うことをしよう」などと考えて行動することはほとんどありません。突き動かされたように、衝動的に行動を変更します。

さらに、ADHD脳と運動系脳番地の関連で、依存行動が多いという問題も見られます。ヘビースモーカーだったり、1日に10杯もコーヒーを飲んだり、あるいは毎日同じ好物ばかり食べたりします。

パターン化された依存行動は、自分をリセットしたり、ひと呼吸を入れてから次の行動を開始するスイッチなのです。

ただ、ゲームや賭け事にはまって入ったスイッチは、なかなか別のスイッチにつなぎ替えることができません。

また、日々の生活は単調なのに、突然思い立って行動するのは、「まずこれをやって、それからこうしよう」と、順序立てて行動するのが苦手だからです。

より問題になるケースとしては、人が並んでいる場所で順番を待てない、他人のことに余計な口をはさむ、衝動買いなどがあります。

人によっては信号無視などの危険な行動に走ってしまうこともあります。

処方箋

スピードを変えたインターバル歩行

行動の切り替えが苦手なADHD脳の人には、**インターバルトレーニング**がおすすめです。

たとえば、朝会社へ向かう途中の電信柱から電信柱までは速足、その次は普通のスピードで歩きます。会社帰りには、ゆっくり歩いたり、歩幅を変えて大股や小股で歩きます。休日には、反復横跳びをやってみましょう。

これで、左右の切り替え、歩行速度の切り替え、時にはジョギングと、スピードを変えてインターバルトレーニングをしましょう。

動くリズムを自分で変えることで、運動系脳番地がより活性化します。**運動の速度調整能力をアップすることで、行動を切り替える訓練できる**のです。

処方箋

行動を変える理由を言葉にする

自分は**突発的行動をする人間だと自覚できるかどうかがまず、重要**です。

次に、**行動を変える理由をしっかり言葉で説明するクセをつける**ことです。

この2つのステップが対策になります。衝動的に行動したくなる時間帯やシチュエーションがあるので、注意しましょう。

たとえば、夜はゲームをやりたいとか、夕方になるとお酒が飲みたくなる、たばこを吸いたくなるなど、それらは全部脳の覚醒が落ち、頭が空白になる時間帯です。

ADHD脳は集中して緊張するのが本質的に嫌いです。本質はダラダラしたい、自由気ままな気質なので、それがどんどん顔を出します。

脳が働き続けるには理屈が必要です。動き続ける意味が見出せないと、面倒くさくて嫌になります。

面倒でも動けるようにするには、行動のメリットや効果など、納得できる理屈が必要です。すると頭の中に「何が何でも動くしくみ」ができます。

運動系

05

じっと座っていられない

会議やミーティングなどが長くなると、椅子に頻繁に座り直したり、足や手を動かしたり、キョロキョロしていることに、指摘を受けて気づきました。
私は聞いているつもりなのですが、上司からは「ちゃんと話を聞け」と注意されてしまいます。

商品開発・32歳・男性

脳診断

集中力が低下している

ＡＤＨＤ脳の人は、動機づけが重要で、**モチベーションが低下すると、多動の症状が出やすくなります。**

他の人が普通に座っている中で、爪や髪を触ったり、貧乏ゆすりなどをすると、とても目立ってしまいます。

会議の座長側から見ると特に目立つので、話を聞いていないように見えて印象が悪いだけでなく、評価にも影響が出かねません。

しかしこんなときのADHD脳は、集中力が続かず、既に脳の覚醒も低下しています。言わば、**脳が半分眠っている状態で、周囲が気になりません。**

また、じっとしていられないだけでなく、議題をつまらないと感じたり、「こんな会議をやる必要はない」とイライラしてしまいます。

一方で、自分の興味がある話題になると、「早く、自分にも発言させてほしい」「そんな意見じゃダメ」などと、この場合も一人でイライラします。

そして、いざ議論を始めるとスムースに伝えられなかったり、自分の意見を曲げられず、会議の進行を滞らせてしまったりすることも起こりかねません。

処方箋

一度席を立って仕切り直す

長時間座っている場合は、**途中で一度立ち上がって部屋の外に出ましょう。**「会議の時間が半分くらい経過したら、トイレに行く時間を作ろう」と、最初から予定しておくのです。

会議中にトイレに立つことは、誰もとがめません。

90分の会議なら45分×2回に分かれるので、だいぶ落ち着きます。

それをしないでずっと座っていると、大変キツイ思いをします。

実際に会議中にトイレに立たなくとも、**ペットボトルの水を用意**したり、可能なら**ミントタブレット**を用意したりして、事前に1度仕切り直すことを計画しておくと、むしろ、人の話を聞く集中力が増します。

処方箋

人の話をひたすら書いていく

もう1つの対策としては、体を動かすことが大事なので、**ひたすらメモを取る**ようにしましょう。

話の要点を書くのではなく、人の話の一言一句をそのまま忠実にディクテーション（書き取り）する方が効果的です。書記担当のように、言われたままをひたすら書いていくと、集中力が出てきます。

私の場合、自分が行った90分の講義をテープ起こしすると、ゆっくり話しても2万字にはなっていません。人の話を聞きながら手を必死に動かすことで、他のことに注意が向かなくなったり、キョロキョロしなくなります。

さらに、時間が過ぎるのも早く感じます。

6　聴覚系脳番地トレーニング

聞いても頭に残らない、雑音に気を取られる人

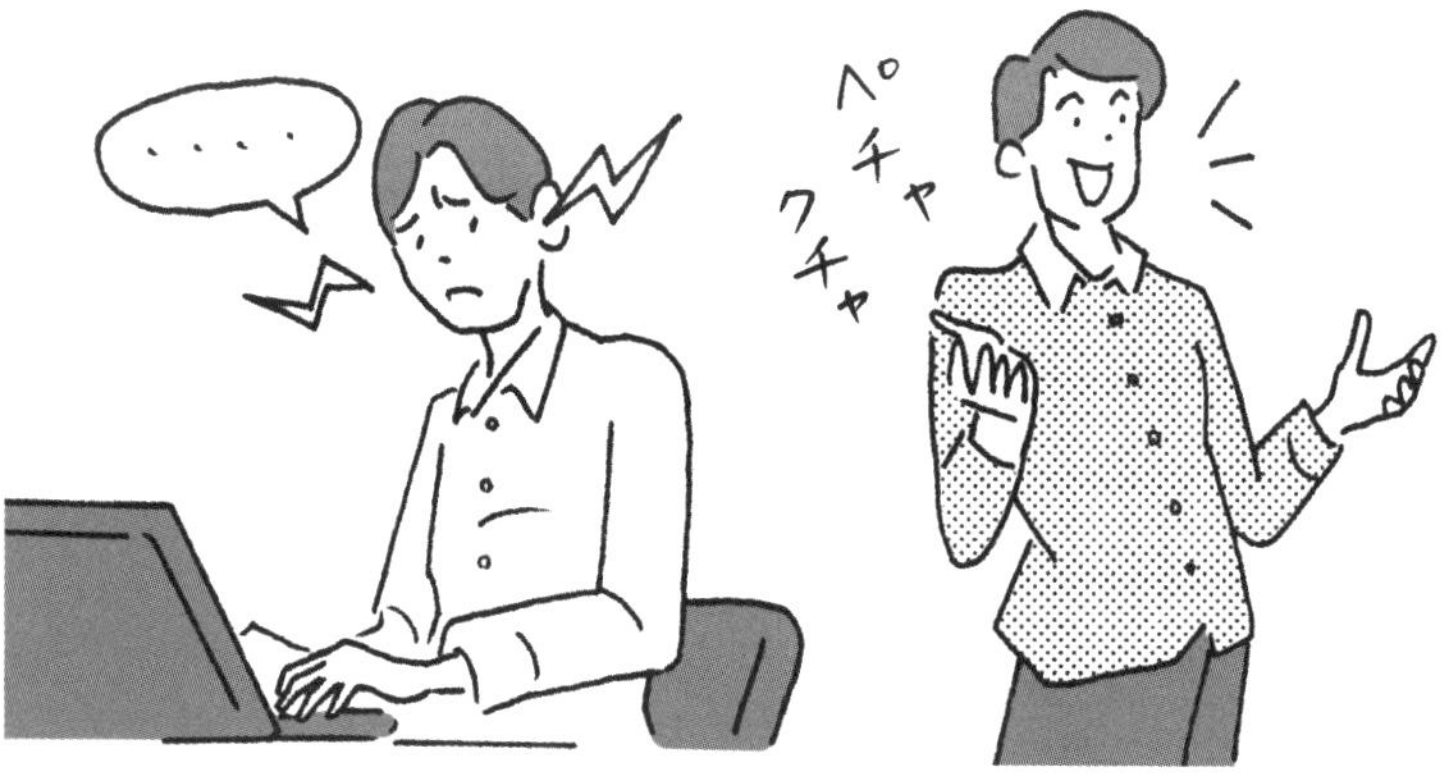

聴覚系脳番地が弱いＡＤＨＤ脳は聞いたことが頭に残らない

ＡＤＨＤ脳の人は、聴覚系脳番地が弱く、**耳から聞いたことが頭に残らない**ので、さまざまな場面で苦労します。

脳画像ＭＲＩで診断をすると、聴覚系脳番地が未発達であることがはっきり診断できます。

ところが、**聞く力の弱さを自覚できず、悩みだけが増えて、失敗している**患者さんが後を絶ちません。

一番問題になる症状は、**聴覚記憶が弱い**ことです。聞いたことを忘れる、聞いてもすぐできない、電話で話を聞いてもよくわからないなど、これらは全部「聞いたことを覚えていない」ということです。

さらに、**注意が向いたことしか聞けません**。なぜなら、自分が無意識の内に集音器（特定の音波を集める器具）になっており、聞きたい音以外を捨てているのです。

子どもは特にその傾向が強いですが、大人でも集中する時間が長い人は、いつの間にか収集する音の領域が狭くなり、何回呼びかけられても聞こえなかったり、人がそばにいることにまったく気づかなかったりします。

これが通常の会話でも起こって相手の意図とずれ、コミュニケーション障害が起きる原因になります。

また、**聴覚情報処理障害**（APD）**を併発していることがとても多く、「聞き漏らし」や「聞き間違い」を引き起こします。**

たとえば、「話の中で重要な部分とそうでない部分」「聞いておくだけでよいことと、対処が必要なこと」「あの人の意見とこの人の意見」などを、聞きながら頭の中で分類・整理できないので、頭がゴチャゴチャしてくるのです。

「何だったっけ？」「それ聞いたっけ？」「ごめん、これは覚えてたけど、そっちは忘れてた」などが多い人は、仕事でもプライベートでもトラブルを招きがちです。

一度にいろいろな情報が入ると、整理するのに時間がかかります。そのために状況を把握するのが遅れ、限界ギリギリまで多くの仕事を引き受けるはめになったりします。

失敗を防ぐための手立ては聞き漏らし対策に尽きます。

聴覚系

01 電話で話の内容を聞き漏らしがち

電話に苦手意識があります。たまに電話に出ると細かい部分の聞き漏らしが多く、伝言を頼まれても正しく伝えられず、迷惑をかけてしまいます。どんな相手で、何を言われるのだろうと考えると、電話が鳴ることがとても怖く感じます。

アルバイト・22歳・女性

脳診断

聞いた内容を正確に脳に保持できない

電話が苦手なＡＤＨＤ脳の人は、次の二通りのパターンが考えられます。

１つは、先述したように**聴覚情報処理障害（ＡＰＤ）があり、話すことは得意で**

も、**相手の話を記憶できなかったり、理解がとりわけ苦手**であったりすること。

立て続けに何本もかかってきたり、複数のことを次々に言われると、いきなり聞き漏らしが増えて、それが失敗につながります。

もう1つのパターンは、**自閉症スペクトラムが併存している**場合。

相手の声から感情を読み取れない人です。相手が焦っているのか、悩んでいるのか、クレームを言っているのかを、声だけで判断できないのです。

処方箋

助詞への意識を高め、音に集中する習慣をつける

よくある「聞き間違い」と「不十分な聞き取り」は、**聞いた言葉の助詞、「僕と」「僕が」「僕に」**、**この違いを、きちんと聞けていない**のが原因です。

助詞に対する意識が乏しいので、相手の意図するところを誤解しやすく、聞き間違いや聞き漏らしが発生します。

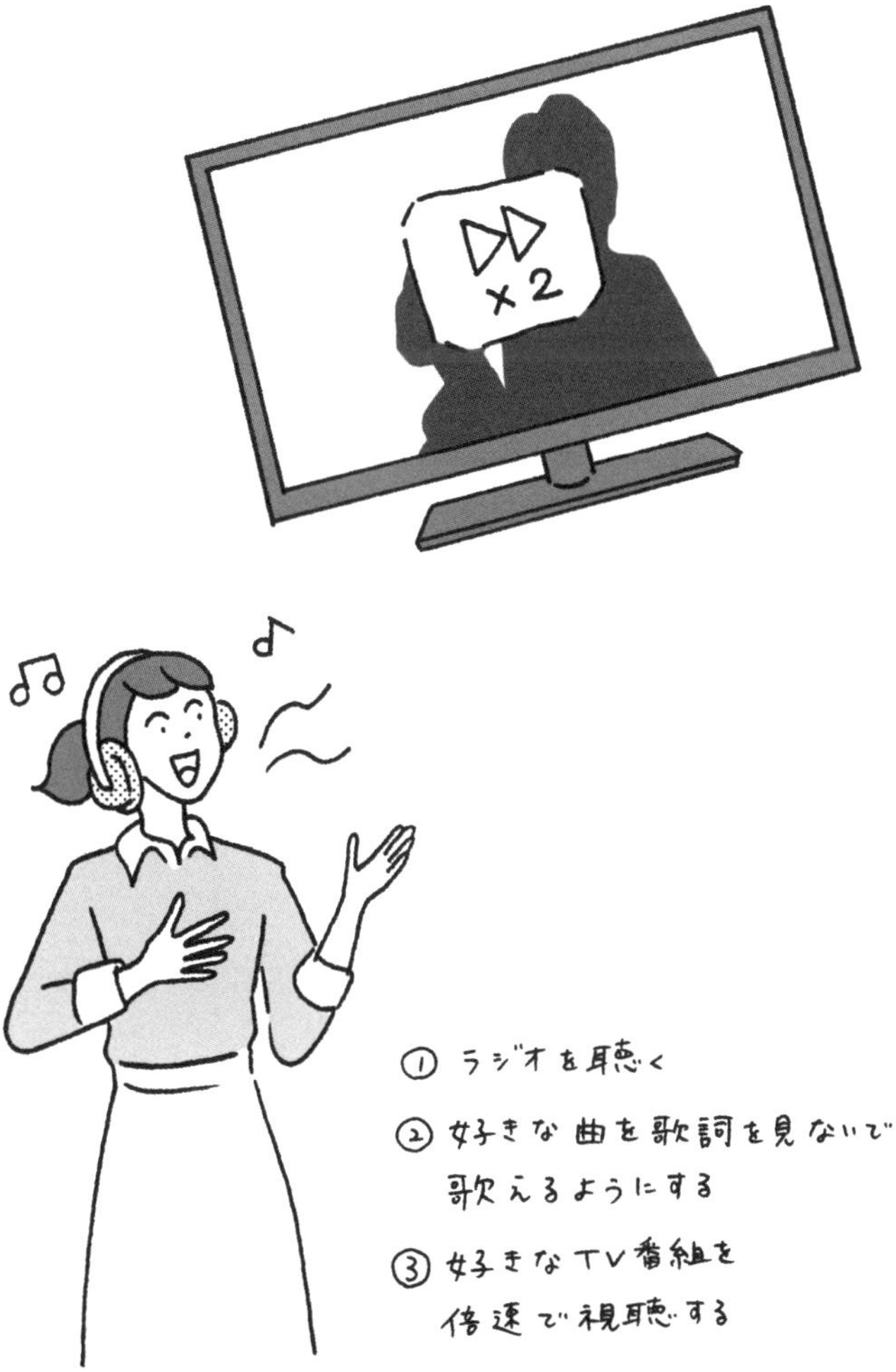
×2
① ラジオを聴く
② 好きな曲を歌詞を見ないで
歌えるようにする
③ 好きなTV番組を
倍速で視聴する

普段から**助詞を意識して発音したり、聞き取ったりする練習**をしましょう。

聞き漏らしをなくすためには、次の3つで聴覚系脳番地を強化しましょう。

- **ラジオを聴く**
- **好きな曲を覚える**
- **好きなテレビ番組を録画して早回しで聞く**

ラジオをよく聞く人は、聞き取りだけに集中して理解する必要があるので、聴覚系脳番地が発達しています。アナウンサーやＤＪの言葉を復唱してみましょう。

好きな曲を覚え、歌詞を見なくても歌えるようにするのも、よい訓練になります。楽しく覚えられ、感情系脳番地も同時に活性化できます。

早回しで再生した音声は、当然聞き取るのが難しくなりますが、好きな番組なら一生懸命聞くことができるはずです。

聴覚系

02

聞き書きでのメモが取れない

人の話を聞く時、以前は話を理解するために聞くことに集中して、メモを取りませんでした。すると内容を忘れてしまうことも多いため、今はメモしています。でも後で見返すと、言葉の断片が書いてあるだけで、要点がわからなかったりします。メモをすることに気を取られて、部分的に聞き逃すことも多いです。

販売・32歳・男性

脳診断

聴覚系と運動系を同時に使えない

耳と手が同時に動かない。聞いたら手が止まる。書いたら理解が止まる。ADHD脳でこういう人は結構多いです。

ADHD脳にとって、**2つの脳番地を同時に使うのは至難の業**です。

この相談者の場合、「真剣に聞くと手が止まる」、つまり手（運動系）から耳（聴覚系）へ「注意シフト」が起こっているのです。

そのために、聞く時は聞くだけ、書く時は書くだけになってしまいます。

小学生の頃から板書をノートに書き写すのが苦手だった人も少なくないでしょう。しかしこれ自体、本人が自覚していることが少ないのです。

ADHD脳では、聴覚系と運動系を同時に働かせることが苦手な人が非常に多い傾向にあります。

処方箋

ダンス、楽器の演奏で複数の脳番地を同時に使う

話を聞きながら文字を書くには、**聴覚系と運動系の脳番地を同時に使えるようになる必要があります。**

それにぴったりのトレーニングが、**音楽に合わせて踊ることや楽器の演奏**です。

これらはADHD脳の改善にとても役立ち、症状悪化の一番の予防になります。

ボール運動（お手玉、キャッチボール、卓球、バドミントンなど）もおすすめです。手と目を同時に使うので、複数の脳番地を使うトレーニングとして大変役立ちます。

ほかには、落語や漫才を聞いたり、実際に習ってやってみると、内容を正確に聞こうとすることから脳の聞く力が鍛えられます。

演劇の類をやってみるのもおすすめです。演劇は相手の言葉に合わせて、セリフをタイミングよく言い、かつ動くことが必要なので、脳の弱みを軽減するのに役立ちます。

また、家族や友人からの頼まれごとを積極的に手伝ってみましょう。

手伝うためには、正しく指示を受ける必要があるので、聞く力と同時に、行動力もアップします。

聴覚系

03

一気にタスクが増えるとミスが多発する

1件1件余裕をもって処理できる時は大丈夫なのですが、いろんな人から次々と口頭で仕事を依頼されると、どれが誰の依頼かわからなくなったり、抜けが出たりしてしまい、いつも上司に注意されてしまいます。

総務・26歳・女性

脳診断

次々と違う話を聞くとパニックになる

ＡＤＨＤ脳で聴覚系脳番地が弱い人は、**複数の人の話を次々に聞く状況になると、パニック状態になって、処理能力が遅くなる**傾向があります。

1対1の仕事の場合、こうしたADHD脳は別の意味で隠れやすくなります。特に専門職、医者、弁護士、政治家や経営者、要するに立場が上だと、仕事の量やタイミングなどをコントロールしやすい環境であることが多いからです。その場合、周囲が合わせてくれ、二重タスクを避けられるなど、悩む機会は減少します。

処方箋

話の内容を頭の中で図式化する

次々に人の話を聞く時、ミスを防ぐ一番の方法は、「○○さんですね」「○日までですね」と、**内容をメモしながらしつこくても何度も聞き直すこと**です。**いつ、誰から、どういう話があったのか**、必要事項をしっかり書いておくことで1つひとつを間違いなく処理することができます。

また、複数の情報が一度に入ってきた時は、それを頭の中で図式化しましょう。次ページのイラストのような「十字に丸がついた図」を思い浮かべ、丸の中に情報を振り分けるイメージをしながら話を聞きます。

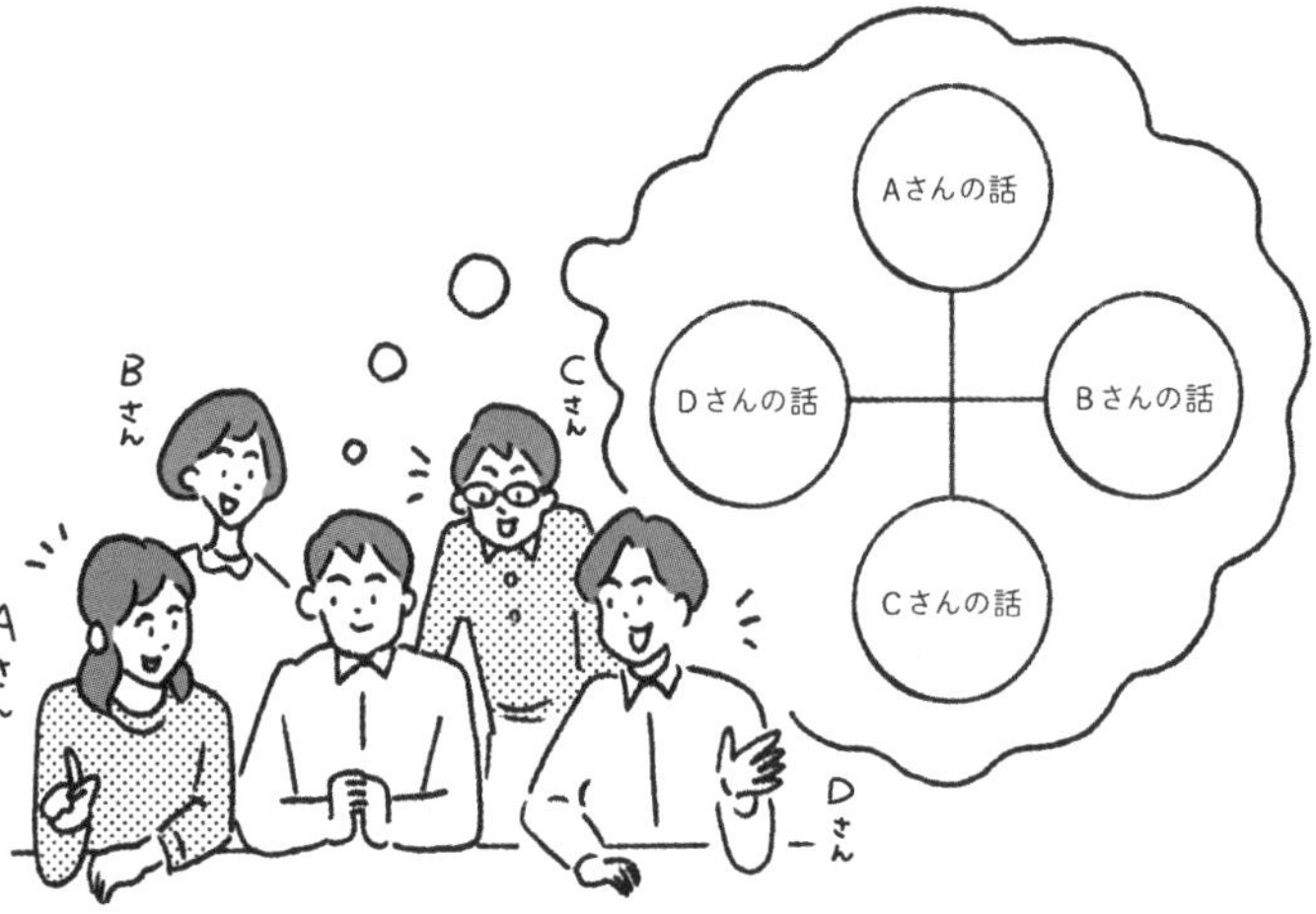

複数の人から話を聞く場合、上下左右にそれぞれ「Aさんの話」「Bさんの話」「Cさんの話」「Dさんの話」と映像化します。**入ってくる情報に場所を与えるわけです。**こうすることで、四人分くらいの話なら問題なく処理できるようになります。**「聞きながら分ける」トレーニングは必須**です。

図式化するのは、ADHDが得意な視覚系を使って補う意味もありますが、ADHD脳は物事に序列をつけられず混乱しがちなので、「テンプレートとして使える」点でも役に立つのです。

聴覚系

04

雑音が気になり集中できない

空調の音、同僚の話し声や電話の着信音など、周囲の音が耳に入ってきて、メールや資料の内容が頭に入ってきません。外から聞こえる救急車のサイレンの音やバイクの音などにも、すぐ注意が奪われてしまいます。

サービス・41歳・女性

脳診断

不注意と聴覚系の弱さが重なると、全ての注意がそれる

カフェで仕事していて、そばにいる人の会話が気になり、いつの間にか手が止まっていることはありませんか？　しかも、話の内容の分析までしてしまい、仕事に

倍の時間がかかってしまう。これは、多動性がある人がよく経験することです。

聴覚系脳番地が弱いＡＤＨＤ脳の人は、座って仕事をしようとすると、途端に周囲の音が気になります。

これは、音声情報が聴覚系を通じて、記憶系、理解系、伝達系などの脳番地で処理され脳機能を実行している（自ずと脳が働く）ためです。

いわば、「脳がざわつく」状態になりやすいのです。

「日によって、人に言われていることの聞こえ方が違う」と感じる人もいます。人の言葉がものすごくストレートに入ってきたり、あるいは、嫌な人の話が妙に強く耳に残ったりするわけです。

特に、**人の好き嫌いが激しい人は、ＡＤＨＤ脳が隠れている**可能性があります。大好きな人の言葉だから気になったり、嫌いな人がいると（自分の集中力を乱すので）、フリーズしやすくなったりするのです。

これらも注意欠陥障害の１つです。

処方箋

雑音の多い場所では、やることを選ぶ

雑音の多い場所では、継続的に集中できる、**面白いと思えることをやりましょう。**ADHD脳の人の場合、動機づけによってドーパミンが出るので、脳スイッチが入らなければまったく集中できません。

もし選べるのならば、**内容によって場所を使い分けましょう。**

また、**ヘッドフォンで好きな音楽をかける**のもよい方法です。

音楽に注意が向くのは確かですが、目の前のことへの注意が遮断されるほどではありません。

好きな曲をリピートし続けると、BGMとして聞き流せるので効果的です。

目の前のものに集中できない、目移りする人

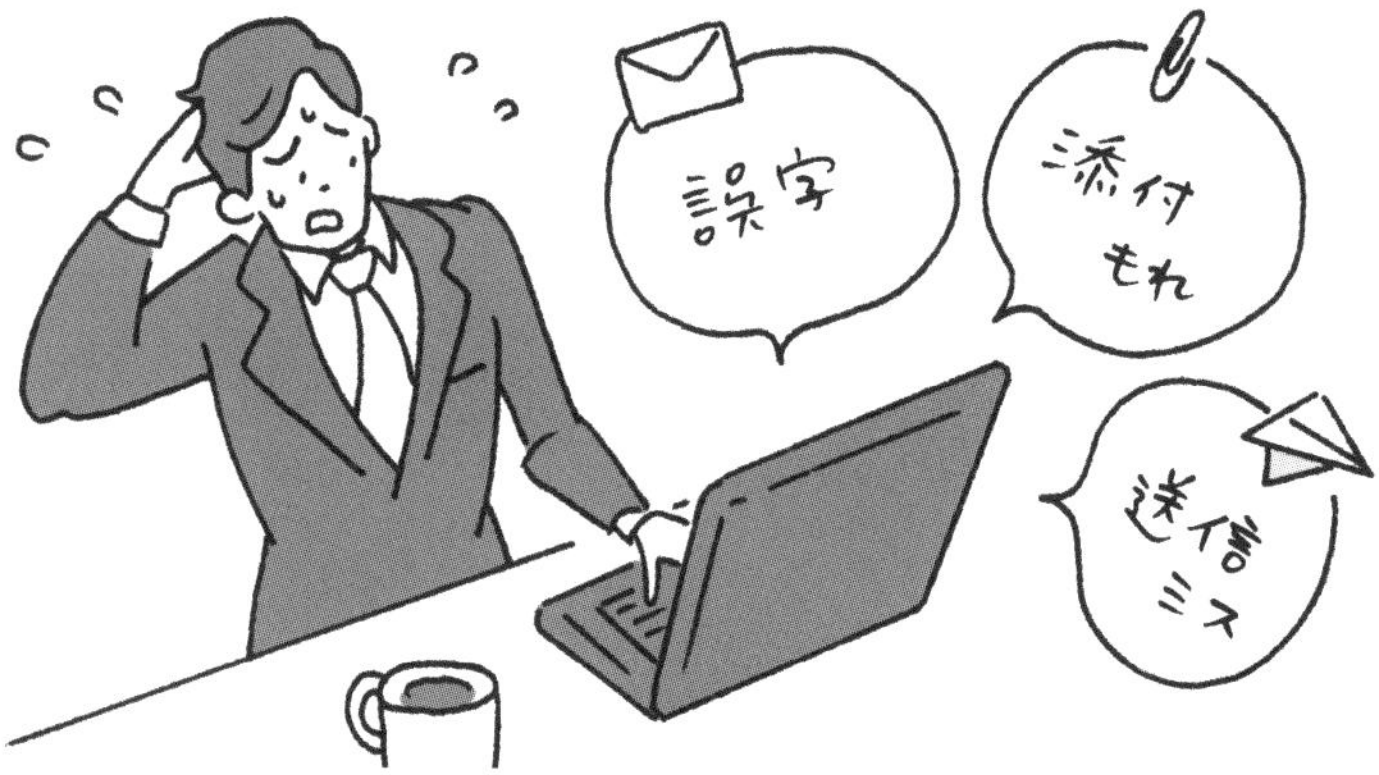

視覚系脳番地が弱いADHD脳は目で見て判断する力が弱い

ADHD脳の人は、実はものをよく見ていません。目の前で起こることをじっくり見ていないので、見て判断する力が弱い人がかなりいます。

そんな人は、目に入ったものにすぐ注意を持っていかれたり、電車を乗り間違えたり、大勢の人が集まる場でどこを見ていいかわからず、頭が混乱してしまったりします。

視覚系脳番地の弱さはADHD脳を隠

す要素にもなります。たとえば、よく読書をする人や、ＩＴ系でＳＥの仕事をしている人。また、スマホの長時間使用の場合など、活字やパソコン画面の文字を追っている時には、周囲が一切見えていません（自分では見えているつもり）。

そして、買い物に行った時などは、「あれも買いたい、これも買いたい」と、目移りしてしまう傾向があります。

さらに、こうした人にありがちなのは、見たものに影響されて本質と関係ないところで判断してしまうことです。

たとえば、見た目が魅力的なビジネスパーソンが、同じ日に、３人別々に仕事を頼みに来たら、簡単にすべて引き受けてしまったりします。「この人は素敵だ」「誠実そうだ」と、仕事内容に関係なく目移りして「みんなＯＫ」としてしまうのです。

視覚系脳番地は、引きこもることでどんどん弱くなります。

ＡＤＨＤと診断されている人でうつ病や引きこもりだったり、自閉症スペクトラムによるコミュニケーション障害を合併していたりする場合、視覚系脳番地への影響は深刻です。

自閉症スペクトラムを合併していると、人と会うことを避けがちですし、うつ傾向があると人やものをよく見なくなります。それによって、見ることに注意欠陥障害が出てきます。実は、**視覚系脳番地が弱い人は、ＡＤＨＤの症状も重い**ことが多いのです。

また、**多動性がある人は、運動しないでいると視覚系を使わなくなり、ＡＤＨＤの症状が重くなります。**

視覚系脳番地が弱いかどうかに関わらず、ＡＤＨＤ脳の人は、おしなべて選択的にものを見ています。そのため、風景でも文字でも、普通の人なら当然目に入っているはずのものがまったく見えていない場合があります。「見たいものを見ている」つもりでも、実は、「目についたものを見ている」のです。

これは、あれもこれも見たいと目移りする、好奇心の強さが影響していることもあります。

視覚系

01

何度も同じミスを繰り返す

メールでの誤字脱字はもちろん、書類の添付を忘れる、果ては、宛先間違いなど、そそっかしいミスが多いです。誤りを訂正してお詫びするメールにも誤りがあったり、添付間違いもあります。自分でもミスの多さに辟易しています……。

企画営業・36歳・女性

脳診断

何度確認しても間違いが見えない

ADHD脳の人は、簡単な作業を多くこなすほどミスが出ます。**注意力や興味が持続せず、他のことに意識が向く**ためです。

一方で、興味があって難しいことにじっくり取り組むのは、比較的得意な人が多くミスしにくい傾向があります。

ＡＤＨＤ脳は、集中力がなくなると、目の前のことから気持ちが遠ざかります。添付書類をつけ忘れたり、会社への提出物を忘れたりするのは、これが原因です。

また、心配事ができた場合などは、「突然まわりが見えなくなる」こともあります。急激に視野が狭まり、実際に注意できる範囲が非常に狭くなるのです。これは**気持ちが視野の注視能力に影響しやすい**ため見えなくなるのです。

処方箋

並べ替えなど表示を変えて確認する

ケアレスミスを防ぐには、**「自分が書いたものを、もう一度加工し直す」という訓練が必須**です。手間がかかりますが、そこは我慢です。

ちょっと加工して、同じものが違って見えるようにするのがポイント。

たとえば、メールソフトで返信文を書いてそのまま送るのではなく、「メモ帳」など、別のところに書いて、それをコピーし、メールソフトに貼り付けます。

そうやって、見た目を変えて読み直すと内容の間違いや、誤字脱字に気づきます。読んだ分だけ色づけしたり、横書きを縦書きにして読み直したりするのも有効です。

視覚系

02

今見ているものにだけ注意が向く

仕事でもプライベートでも、いくつかやるべきことがある中で、直近のことにばかり時間をかけてしまい、他のことに手がつけられません。洗濯機のスイッチを押してから料理を始めると、洗濯していたことを忘れ、料理に没頭してしまいます。そのため、洗濯物を干し忘れ、洗い直す羽目になることが多いです。

販売・36歳・女性

脳診断

見えてないことは「ないこと」と同じ

料理を始めると、洗濯の途中だったことを忘れる。これは要するに、直近でやっていること、**今見ているものにすごく引っ張られやすい**のです。そのため、２つのことを同時に遂行しにくくなります。洗濯のことを忘れて料理していても、もし途中で誰かと話し出したとしたら、今度は目の前のその人との会話に夢中になって、料理のことは忘れてしまいます。

何をやっていても、全部、**目の前のことに置き換わりやすい**のです。

処方箋

覚えておくべきことを手に書く

複数のことを同時にやらなければならない時、そのリストを**メモ帳か、自分の手に書いておく**ことをおすすめします。そうすれば、井戸端会議をしても、パッとメモや手を見れば「そうだ、洗濯物を干さなければ」と思い出すことができます。

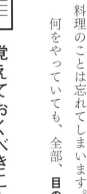

これは、看護師さんもよく使っている方法です。

病棟で働く看護師さんは、病室を回っているうちにいくつか用件が出てきます。ですが、目の前の患者さんに集中するため、前に診た患者さんのことをずっと覚えておくのが難しいのです。そこで、やるべきことを手に書き、後でそのメモを見て

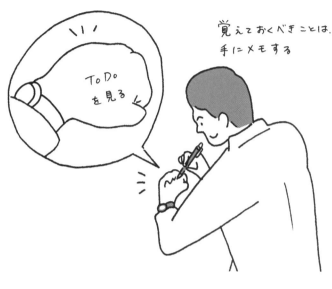

対応します。

物事を同時に進めるには、そういうスキルが必要です。

この方法をちゃんと機能させるには、**メモを取る精度を高めることが必要**です。

メモするのを忘れたり、メモを見ること自体忘れたり、覚えていられると思ってメモしなかったり。

ですから、繰り返しメモを取り、自分に覚えさせましょう。

タイマーをかけて、音で気づくようにするのも1つの方法です。

視覚系

03

人が多いと疲れる

人混みに行くと、イライラしたりパニックになったりするので、あまりたくさんの人がいる場所にはいかないようにしています。ただ、仕事や子どもの行事などで、行かざるをえない状況になることも多々あります。

塾講師・43歳・女性

脳診断

視覚情報が多すぎる

ＡＤＨＤ脳の人は、目に入るものに次々と注意が行って疲れてしまいます。人混みで疲れるのは、視覚情報が脳のキャパをオーバーしているサインです。

ただ、キャパオーバーと言っても、実際はよく見れていません。**注意がそれることの連続なので、どこを見ていいかわからなくなる**からです。そのため、人がいっぱいいると目がチカチカし、受け身になっていれば疲れて混乱します。

元々「こうしたい」という意識が薄いので、自分を保つのが難しいのです。

人の買い物に付き合うのも非常に苦痛です。妻や夫の買い物に付き合うことができるかどうかで、ＡＤＨＤの重症度を見積もることもできます。

「自分が買いたいわけでもないのに、ついていくのは耐えられない。別行動にしたい」という人は、ＡＤＨＤ脳の可能性が大と言えるでしょう。

ＡＤＨＤ脳の人が疲れるのは人混みだけではありません。ＡＤＨＤコンプレックスでパニック障害を合併していると、電車にすら乗れないことも多いのです。

処方箋

常に目的を持って出かける

一番いいのは、**目的地に行くことだけを考えて歩く**ことです。

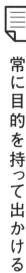

『脳の強化書』（あさ出版）にも書きましたが、通りを歩く時に「美容室だけ探す」など、見たいものを決めて探しながら歩くと疲れません。

つまり、**目的を明確にする**のです。

また、行きたくない場所に出かける時でも、友達に会いに行くつもりで出かけます。「仲がいい〇〇さんに会える」でもいいですし、何かしらの楽しみを見つけましょう。すると、目的に集中することができ、歩きながらもそのことを考えるので、かなり疲れが軽減します。

処方箋

パーソナルスペースを確保する

人の多い場所で数時間過ごさなければならない場合、出先で**パーソナルスペースを確保する**ことが大切です。

私が20代の時にシカゴの学会で講演をした際、始まる前に会場のホテルのトイレにこもって集中してみました。きれいで快適なトイレだったこともあり、落ち着け

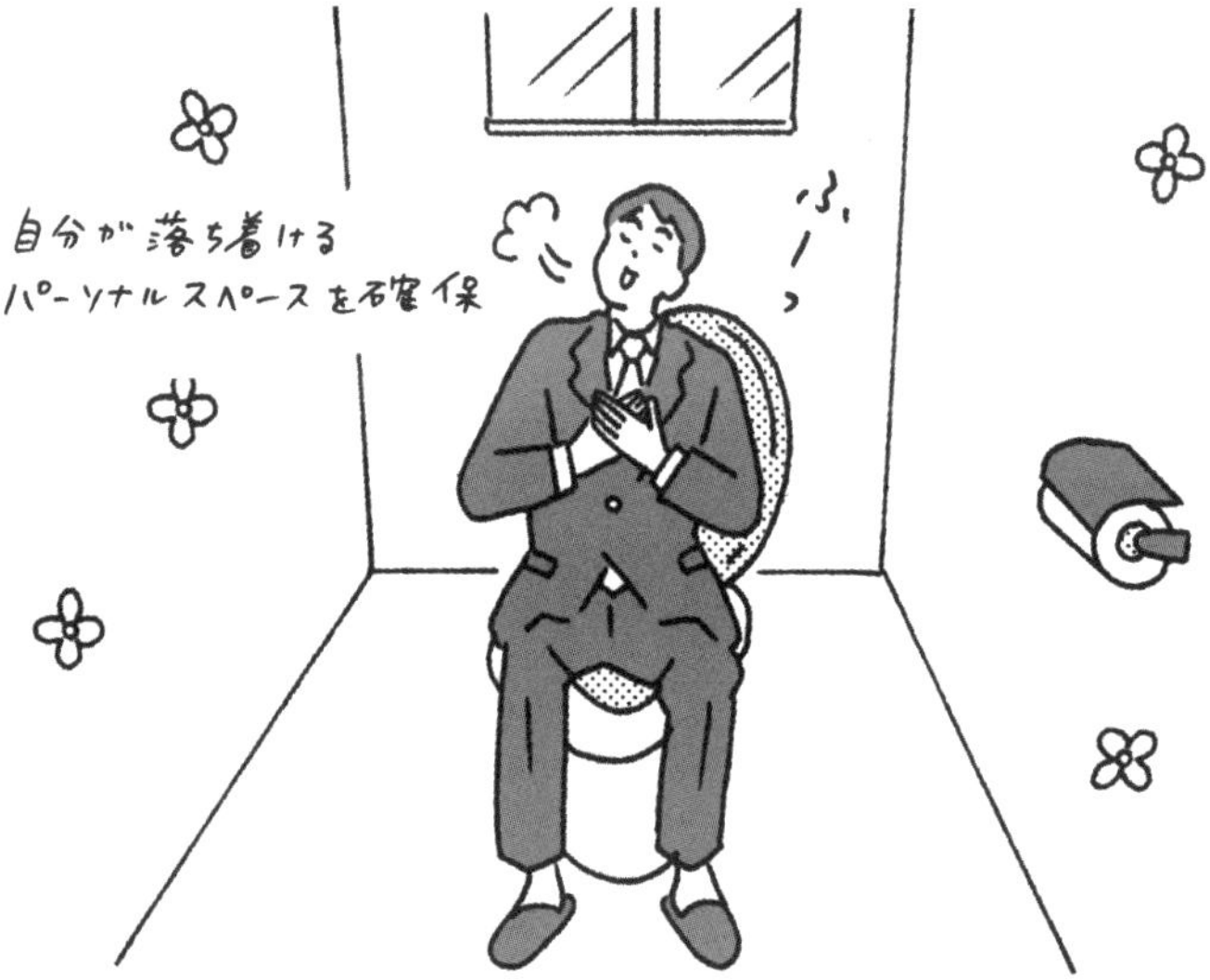
自分が落ち着ける
パーソナルスペースを確保
ふーっ

るパーソナルスペースになりました。

「逃げられない」と思うと余計パニックになるので、それを防ぐために、一旦は狭いスペースに入り、自分で考える状態に戻す対策です。

「人の多い場所で疲れてきたら、どうやったら疲れない場面を作るか」を想定しておくとよいのです。

ちょっと中庭に出て、噴水やきれいな花を眺めようとか、あらかじめ作戦を立てられるとうまくいきます。

また、家族やペットの写真などを用意しておき、ほっとするものに注意を向ける方法もおすすめです。

視覚系

04

人の指示に合わせた修正ができない

先日、上司から報告書の修正を指示され、全体的に直して持っていくと「部分的に直すだけでよかったのに」と言われました。そこで再度直すと、「ゼロからやらないで、指示したことを盛り込むだけでいいから」と言われました。こんな感じで3度もやり直し時間はかかる割に評価されず、疲れてしまいました。

PR・24歳・男性

脳診断

イメージするのが難しい

ADHD脳の人でもそうでなくても、視覚系脳番地が弱い人は、頭の中で視覚化することが苦手です。つまり「脳の見る力」が弱いと、自ずとイメージする力が弱くなるのです。

上司の指示を受けて「こういうことなのかな」と**イメージが浮かびにくいのがADHD脳**です。しかも、我流でやることを好むので、人からのアドバイスを部分的に無視したりもします。だから同じことを繰り返すことになりがちです。

また、もう一つの問題は、**自分の今やっていることの状況が数値化できない、実際に見えていない**ということです。

数値化できれば、60％ぐらいできている場合、「上司から言われた注意点を盛り込めば、70％くらいになる」という判断ができるので、今のものを活かしながら改善することができます。

ところが、それができないと、「自分がやったものは全部ダメなのだ」と感じて、またゼロからやり直してしまい、できたものはまた60％までしか到達しておらず、何度やってもその繰り返しになるわけです。

処方箋

仕事の完成度を数字で把握する

対策としては、既に述べたように、**現状を数値化すること**が有効です。

つまり、請け負った仕事が、依頼した相手の要望の何%くらいまで出来ているかを見える化することです。

「今は55%の到達率だけれど、修正をすると何%までいくかな?」と、自分の中でイメージしてみましょう。

もっと長期的なスパンで何かを達成したいなら、「今は5%しかできていない、来年は10%、再来年は15%と、毎年5%上昇して、20年頑張れば一流になるかもしれない」などと考えます。

ADHD脳の人は、自分の状況に対し、自己自覚をどんどん高めることが必要なので、こうしてイメージすること自体が対策になります。

8 伝達系脳番地トレーニング

コミュニケーションが不得意な人

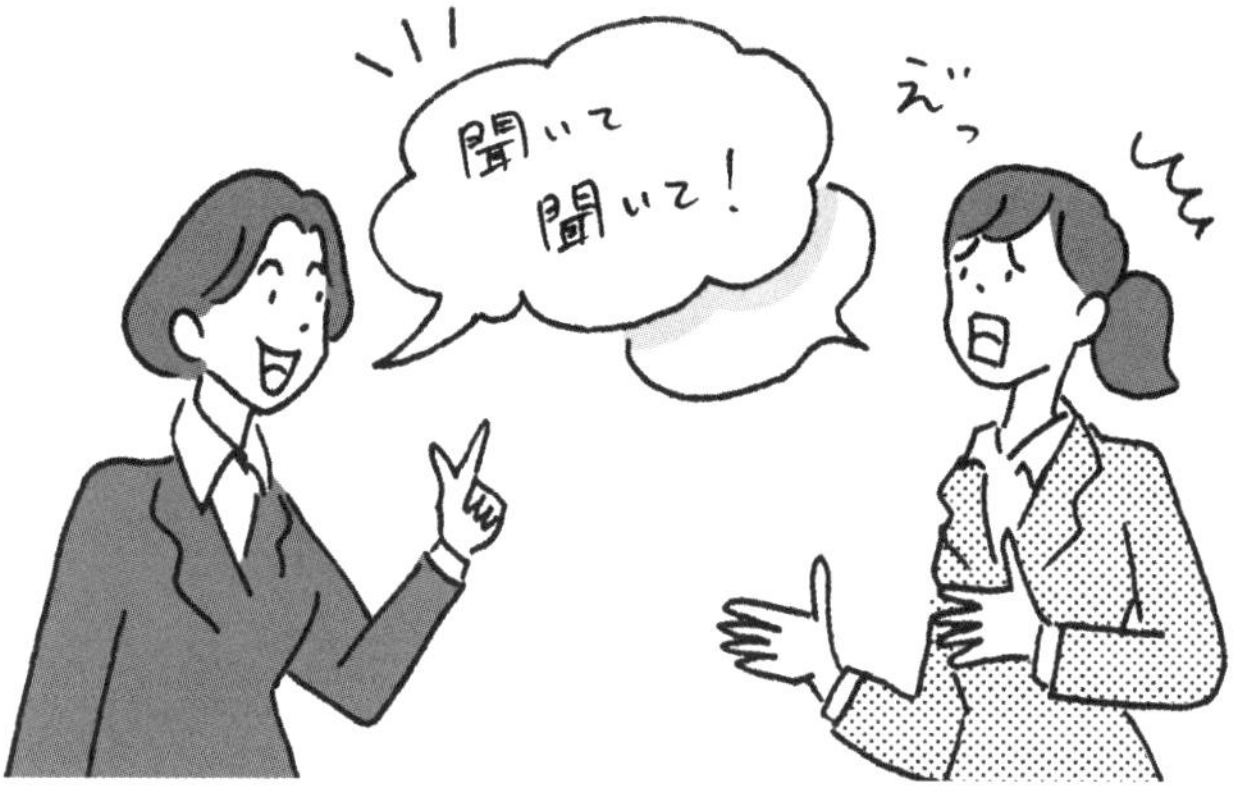

伝達系脳番地が弱い
ＡＤＨＤ脳は
話をかぶせて一方的に話す

ＡＤＨＤ脳の人は、「伝えること」や「言葉」に関して失敗談が多くあります。

その背後には、コミュニケーションを司る伝達系脳番地の弱さがあります。

典型的なＡＤＨＤ脳の人の場合、あちこちに話が飛んだり、言い訳が多かったり、思ったままをすぐ口に出すといった傾向があります。

話し方も独特で、話をかぶせて一方的

な話し方になりがちです。**相手の話を聞き終わらないうちに、かぶせるようにして自分が言いたいことを言ってしまいます。**

ＡＤＨＤ脳の人は基本的によく話す方ですが、**自閉症スペクトラムやうつ病が合併していると、逆に会話が苦手になります。**口数も自分からのアクションも少なく、「あの店のパフェがおいしい」といった雑談にはうまく対応できないので、一見ＡＤＨＤ脳の人に見えません。

ですから、**世間話が苦手なタイプだとADHDは隠れやすくなります。**

コミュニケーションが改善されれば、ＡＤＨＤ脳の人の仕事も人間関係もよりよくなることは間違いありません。

また、実際のところ、話したり伝えたりする行為には、伝達系脳番地だけでなく、他のあらゆる脳番地が関係しています。

相手の状況や立場を想像し、理解する力（理解系脳番地）や、伝え方に気を配る思考力（思考系脳番地）をはじめ、視覚、聴覚、記憶など、さまざまな脳番地を使いこなせるかどうかで、コミュニケーションの質が決まってきます。

伝達系

01

思ったことをそのまま言ってしまう

悪気はないのですが、思ったことをすぐ口に出してしまいます。先日も、デートの待ち合わせに現れた彼のヘアスタイルを見た瞬間「うわー、変な髪形！」と言って怒らせてしまいました。気をつけようと思っているのですが、気づくと言ってしまっているので、相手を怒らせてしまうことが多いです。

派遣社員・28歳・女性

脳診断

内言語が弱く、会話しながら考える

多くの人は、「この人の○○が変だ」と思っても、相手にそのまま伝えません。

でも、ADHD脳の人は裏表が作れず、思った瞬間に、反射的に口から言葉が出てしまいます。その理由は、**「内言語《ないげんご》」を作る力が弱い**からです。

他人に向けた言葉を外言語《がいげんご》、発音を伴わない頭の中の言葉を内言語と言います。**ＡＤＨＤ脳の人は、声や文字にせず、頭の中だけで言葉をつぶやくのが苦手**です。冷静な時間が短いため、頭の中でつぶやいた音を聴覚系脳番地で聞くことができません。ですから、ＡＤＨＤ脳の人は、考えるために口に出しているのです。

特に多動傾向の強い人は、自分の頭の中の音に注意が向かないので、何かを思うと同時に声が出てしまいます。

一方、重いＡＤＨＤでうつ病が併存すると、伝達系脳番地の働きが低下して、逆に言葉が出にくい状態になります。

処方箋

黙ってしまうより、失敗しても話す方がよい

人間関係でのトラブルを恐れ、話すことを抑制するのは、ＡＤＨＤ脳を改善する

うえでマイナスです。**つまずきながらでも、考えを人に伝えましょう。**

ただし、ADHD脳の人は、「反応して言葉がすぐに出ること」を「上手に話すこと」に変えるトレーニングが必要です。

上手に話すとは、一旦頭の中で相手に話したいことを口に出さず話してみること。頭の中で自分の言葉を聞くプロセスがあるからこそ、言い方やタイミングを工夫し、うまく相手に伝えることもできるのです。

また、**内言語を育てることでもADHDは改善します。**本を読むことは、頭の中に内言語を響かせ会話力も伸ばすトレーニングになります。

ベストな読み方は、**人に感想を話すことを意識して読む**こと。それによって伝達系脳番地をさらに強化できます。

また、本を読んで**好きな言葉を見つけたら、ノートや手帳に書き出してみましょう。**表現の引き出しが増え、より上手に気持ちを伝えられるようになります。

伝達系

02

物事を整理して順序立てて話せない

上司に仕事の報告をする時に、何から伝えたらいいのかいつも困っています。できるだけわかりやすく詳細に話しているつもりですが、いつもよくわからないと言われます。
私自身も、途中で何を話していたのかわからなくなってしまうことも多いです。

営業職・34歳・女性

脳診断

考えを組み立ててから話していない

ADHD脳の人の場合、聴覚記憶の弱さも重なることがあるので、口に出した後から忘れ、とにかく話が散らかりやすいのです。話が飛んで、一体何を言いたいのかわからないし、自分でも収拾がつかなくなります。

そのため伝達系脳番地が弱いＡＤＨＤ脳の人は、話が長くなりがちです。

また、話の要点が定まらないため、一方的に相手を自分のペースに巻き込むことになり、日常のコミュニケーションとしては適切ではありません。仕事の報告であればなおさら、**順序立てて、要点を簡潔に伝えるスキルが必要です。**

処方箋

結論から先に話す

一番の対策は、英語で話す時のように、**結論から先に言う**ことです。

「○○の件、ＯＫが出ました」「○○さんとは、来週もう一度お会いして話すことになりました」など、まず結論を言ってから説明を始めることで、自分が何を伝えたいのかを明確にする練習が必要です。

一番よいトレーニングになるのは、**論文の抄録《しょうろく》や新聞のリード文を読む**こと。

なぜなら、不必要な情報が省かれ、書き手が一番伝えたいことだけが載っているからです。

処方箋

話の手順をビジュアル化する

さらに効果的なのは、**パワーポイントなどの資料作成ソフトを使って、話の手順を図式化する**ことです。

自分の言いたいことを、メッセージを1行に凝縮させて枠で囲み、それを10個くらい作って順番に話すと、会話も講演も成立します。

これは、本の作り方と同じです。本には必ず目次があり、目次を見れば、伝えようとしているメッセージや話の流れを理解できるようになっています。

本を作る時のように、話の骨格を明確にすることが大事なのです。

伝達系

03

人から「言い訳が多い」と言われる

仕事で誤解やミスが生じた時、上司に「なぜそうなったのか」を説明すると、「言い訳が多い」と言われてしまいます。私は、自分なりに分析した結果を冷静に話しているつもりです。それを、なぜそんなに悪くとられてしまうのかわかりません。

カスタマーサービス　29歳・男性

脳診断

相手の立場を想像して説明できない

この相談者は、記憶をたどって、自分の状況説明をしています。これはつまり、ＡＤＨＤ脳の人は自分のことが理解できないので、自分がしたことを言葉にして理解しようとしているプロセス。自分の頭を整理することと、相手に状況説明することを同時にやっています。まさにせっかちな脳です。

でも、相手にはそれが言い訳として伝わってしまうのです。

問題なのは、自分の立場からしか説明していないこと。

「もし、相手だったらどうするだろう？」と**シミュレーションして、違う立場から状況を見られるようになるのがベスト**です。しかし、ＡＤＨＤ脳や自閉症スペクトラムの人はそれが苦手なので、かなりハードルが高いと言えます。

処方箋

自分の言い分を文章化して読んでみる

「言い訳が多い人」を卒業するためには、**日常のトラブルの状況や自分が思う原因を、日記などに細かく書いてみる**ことです。

すると、「延々と同じようなことを書いているな」「振り返ったことをそのまま言葉にしていたな」「相手はこういう言葉に対して言い訳だと言っていたのか」など、相手視点を手に入れられます。

説明している時は過集中になっているので、自分の意見にしか意識が向きません。ですが、書いてみると気づきが得られ、自己自覚を向上できます。

ＡＤＨＤ脳の人は、**「トラブルが向上のチャンス」だと冷静に受け止めて対処すること**が、自分の成長に役立ちます。

「自分の発言が論理的でない、言い訳にすぎないと気づくために文章に書き起こす」と言うと、「そんなに手間をかける必要があるの？」と思う人もいるかもしれません。

でも、逆に言うと、そこまでしないとなかなか気づけないのです。

実行すれば、確実に変わることができます。

結果として、むしろ普通以上にしっかりした考え方が身につきます。

処方箋

三段論法で伝えてみる

相手がわかりやすいように伝える努力は必要です。相手の中に疑問がわくような伝え方だと、相手はそこに囚われ、ますます伝わりにくくなってしまいます。

そこで役に立つテクニックの1つが、**三段論法**です。三段論法とは、「A＝B、B＝C、ゆえにA＝C」と、**2つの前提からある結論を導き出す方法**です。

これを使うと、こんな言い方ができます。「ペットのココちゃんは犬です。犬は動物だよね。つまり、ココちゃんは動物ということ」

論理的な表現を使うことで、話の主旨を理解してもらいながらストレートに伝えることができます。

これは「論理的な思考ができないと伝わらない」という意味ではありません。

頭に浮かんだことをすぐに言わず、少し考えて話の筋書きを作ってから口に出す。

それだけで相手への伝わり方は、ガラリと変わるのです。

伝達系

04

会話がフリーズする

相手が話していることに対して、どう返答すればいいのかわかりません。思ったことを口にすると、微妙な反応だったりするので、何か変なことを言ってしまったのだなとはわかります。また、自分が話す時もとりとめのない話になりがちで、どのタイミングで話を終えたらいいかもわかりません。

事務職・36歳・女性

脳診断

相手の状況を分析できない

こうした悩みは、ＡＤＨＤだけでなく自閉症スペクトラムを併発している人も多いです。人と話すのが苦手なわけではないけれど、基本的に、物事の背景や言葉の意味をしっかり把握して話すのが苦手だったり、過集中で興味が偏っているせいで、人と会話がかみ合わないのです。

私のクリニックにも多くの方がこうした相談で訪れます。しかし、脳画像診断ではほとんどの人が上手に話せる脳を持っています。それでも話せないのは、**相手をよく見ていないので相手の状況が分析できず、言葉を選べないからです。**

頭の中には言葉をたくさん持っているのですが、状況や相手の表情に合わせた対応ができません。たとえば「沈黙が生まれたら、ちょっとジョークを言ってゆさぶる」などの応用がきかないのです。

処方箋

インタビューするつもりでよく見ながら話す

「話し上手は聞き上手」とよく言われますが、これは本当です。まず、**徹底的に相手をよく見て、お互いに目を合わせながら、話を聞く姿勢を示しましょう。**

気の利いたことを言おうとする必要はありません。「うんうん」「そうなんですね」とあいづちを打ち、うなずきながら相手の言葉に耳を傾けます。すると、相手は真剣に聞いてくれていると感じ、特に質問しなくてもいろいろと話してくれます。

また、あいづちだけでなく、「素敵ですね」などのほめ言葉や、「大変でしたね」などのねぎらいの言葉をかけると、相手の脳はさらに気持ちよく働きます。

このように、**インタビューするつもりで相手をしっかり見ることで、適切な言葉を選択できるようになり、言葉を発するタイミングが良くなります。**

話をよく聞いてポジティブな言葉がけもできていれば、相手は「気持ちよく話せた」という感覚も持ってくれます。

会話の7割は相手の話を聞くつもりで聞き役に徹していれば、ある程度の時間で相手の伝達系脳番地がフルに使われ、疲れて働きが弱まります。そこでこちらが話し始めると、相手はそれまであまり使っていなかった聴覚系や理解系の脳番地を働かせ、話を聞く姿勢ができ、以前よりよい雰囲気で会話ができるのです。

ですから、**人と会う前には、自分が話す内容ではなく、相手をその場でよく見ることが会話をスムーズにする秘訣**です。

伝達系

05

何を共有・報告すればいいかわからない

説明が元々下手なことや、人の時間をもらうことに気後れすることもあり、報告が苦手です。
また、情報共有については、何を伝える必要があるのかの判断が難しく、伝える必要があってもその必要性自体を忘れてしまいます。

営業・28歳・男性

脳診断

普段から人との会話が少ない

ビジネススキルの不足の面もありますが、ＡＤＨＤ脳の人が、普段から家族や友人との会話が少ないと、仕事上でも発信力が弱くなります。

何を共有すればよいかわからない場合、実はそれ以前に、**言いたいことが明確になっていないことのほうが多い**です。

言いたいことがあれば、「これは共有してよい」「これは必要ない」と考えられますし、相手のメッセージに対しても同じように判断できます。

しかし、元々自分が発信したいメッセージがはっきりしていないので、どこを切り取って共有すべきかがわかりません。

そのために相手まかせになってしまい、主体的な情報共有ができないわけです。

一番必要なのは、自分自身のメッセージをシンプルに、明確にすることです。

処方箋

1行でメッセージを伝える練習をする

会話力が弱くて報告や情報共有がうまくできない人は、「今日習ったこと」「今日はどんな日だったか」を、**毎日ワンセンテンスで表現する訓練**をすると、相手に伝わる表現ができるようになります。

「自分が何を伝えたいのか」がはっきりしていないと、人の話を聞く時もなんとなくフワフワ聞いているので、相手が言いたいことの強弱がわかりません。理解系脳番地トレーニングも併せて行うと、理解力を高める手助けになります。

また、伝えること自体を忘れてしまうのは、思考系脳番地の弱さが原因です。思考系脳番地がしっかり働いていないと、「自分はこうしたい」というモチベーションが希薄になり、注意がそれてしまうからです。「こういう理由で、これを伝えることが必要」と、**自分の中のメッセージが明確であれば、忘れることはありません。**思考系脳番地のトレーニングも併せて取り入れてください。

処方箋

メールは伝える時間帯とタイミングを選ぶ

メールは、寝かせてよい場合と、そうでない場合を見極めないといけません。

自分の中で目安を作ると、翌日まで寝かせてよいものと、今すぐ返信するものを瞬時に判断できるようになり効果的です。

ポイントは、**夜のメールはＹＥＳ・ＮＯの返事でよいものだけにし、考えて書く必要のあるメールは朝にやる**ことです。夜メールを出してもすぐ返事が来ないし、朝ならすぐ相手に電話して訂正することもできるからです。

そして、夜9時以降には簡単なメールの返信以外しなくなると、メールでの失敗が少なくなります。伝える時間帯、タイミングを選ぶことが大切なのです。

夜に2時間かけてダラダラと返信するより、それが朝の30分で済むように書く方が効率的です。

一方で、**人の反応を気にし過ぎないことも大切**です。

「断ったら悪いかな」「こんなことを聞いたらどう思われるかな」などと気を回すと、連絡がどんどん遅れます。

特にＡＤＤの人はタイミングが遅れる傾向が強いので、あれこれ考えずに、少しでも早いタイミングで連絡することが大切です。

第3章

ADHD脳の人を成功に導くコツ

社会で活躍したり、うまくやっていたりするＡＤＨＤの人は、必要な能力に応じて脳番地を強化し、ＡＤＨＤとうまく付き合っている人です。

第2章では、ＡＤＨＤで困っている人に脳診断をし、脳番地別のトレーニングを紹介しました。

しかし、それを使いこなせなければ意味がありません。

ＡＤＨＤには「頭を整理することが苦手」という特性もありますから、「あれも必要、これも必要」と思うと、混乱してしまうでしょう。

ですから本章では、「最低限これだけは実践してほしい」ということをお伝えします。

ＡＤＨＤ脳の人が社会で活躍するための2つのコツ

ＡＤＨＤ脳の人が能力を発揮するために大事なのは、**適職を選ぶことに集中力を注ぐ**ことです。それは、社会性を維持して能力を出せるかにとても影響します。

本書を読んでいる人は、既に社会に出ている人が多いかと思いますが、1つの視点として頭に入れておくと、今後のさまざまな選択の有効な材料となるはずです。

ＡＤＨＤ脳を持つ人は、どんな職業を選び、どのような環境や立場で仕事をするかが、日々のモチベーションにとても影響します。次の2つを目指してみましょう。

1. **ビジネススキルを身につける**
2. **小さな組織のリーダー（チームリーダー）になる**

それぞれを詳しく解説しましょう。

1 ビジネススキルを身につける

何をやりたいのかが明確でない人が多くいます。「いいな」と思うことがあっても、その場の盛り上がりだけであることが少なくありません。ですから、きちんと現実に向き合うためには、ある程度世の中の基準を使うことが役立ちます。

たとえば、プログラミング、ＭＢＡ、簿記など、**専門性があり、収入につながる資格を取ることがその１つ**です。ただ、ＡＤＨＤ脳の万能感で実力以上の難関資格にチャレンジすると、挫折してしまう可能性も高いです。

そのため、まずは**得意分野のビジネススキルを高めること。**対人関係が得意であれば、接客スキルや営業スキルを高める。パソコンが好きなら、パソコンソフトを使えるようになっておくのも脳のトレーニングになります。

2 小さな組織のリーダー（チームリーダー）になる

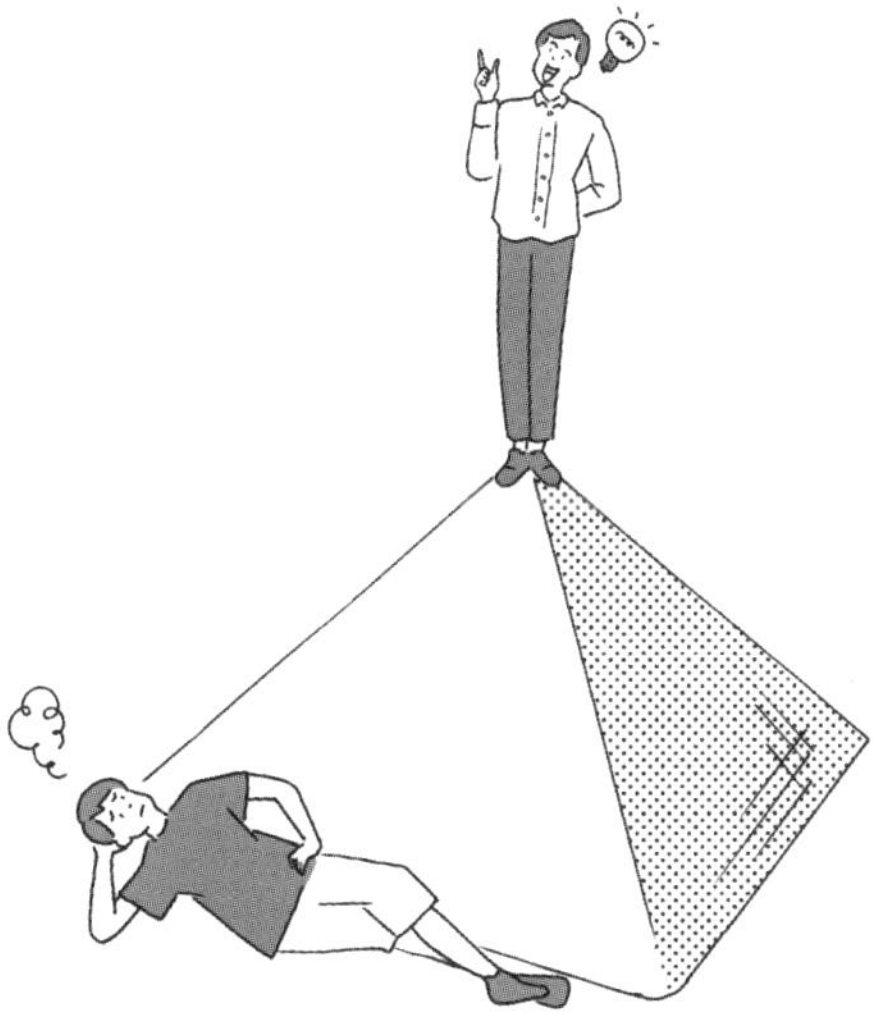

ADHDの人は、トップにいると覚醒度が上がって頭が冴えますが、**その他大勢のポジションにいると眠っているような状態になり、能力が発揮できません。**

リーダーの立場はまさに、脳の覚醒を上げてくれます。

リーダーは、プロジェクト全体の目標達成を意識し、メンバーの進捗管理も行うなど仕事の範囲や考える時間、責任も増えます。加えて、周囲から注目される緊張感で脳の覚醒が上がります。

大きな組織を引っ張るのではなく、自分が属するチームで模範になることを目指しましょう。

ＡＤＨＤ脳の人が生きやすくなるための3つのコツ

ＡＤＨＤの症状がほとんど気にならない状態になるまでには、非常に時間がかかります。完治を目指すより、自分の強みを活かし、ＡＤＨＤ脳の特徴とうまく付き合うことが生きやすくなるコツです。

私はＡＤＨＤ脳と上手に付き合う方法が「脳番地トレーニング」だと考えています。要するに、ライフスタイルを変えたり、ビジネススキルを身につけたり、日常の生活に気を配ることで8つの脳番地が強化でき、**ＡＤＨＤが問題にならないレベルまで持っていくことができるということ**です。

前述のように、私自身ＡＤＨＤ脳の持ち主で、その症状を軽減するためにあらゆる方法を試みて、ようやく自分のＡＤＨＤ脳とうまく付き合えるようになりました。

そうした経験からわかったことも含め、みなさんにいつも忘れないで欲しいことが、次の3つです。

1 毎日「出来事日記」を書く
2 恩師を一生大切にする
3 座右の銘を持つ

それぞれを詳しく説明しましょう。

1 毎日「出来事日記」を書く

ADHD脳の人は、たいてい振り返ることが苦手です。今日誰とあったのか、何をしたのか、どんな出来事があったのかをスッポリと忘れてしまうのです。

記憶は「覚える」ことと「思い出す」ことの2つの働きがあります。思い出す機会が少なければ、せっかく覚えたことや体験したことの記憶が薄れ、次第に思い出せなくなります。

記憶系脳番地を鍛える一番良い方法は、毎日出来事日記を書くことです。

朝起きてから寝るまでの一日の出来事を振り返ることで、次第に記憶力がアップします。

毎日日記を書いていれば、忘れてしまったとしても、日記を読み返し確認することができるので、忘れやすいＡＤＨＤ脳の強力な武器にもなります。

7時間以上寝て、睡眠不足になっていないか、1時間程度歩いて運動不足になっていないかを、必ず日記に書きましょう。

2 恩師を一生大切にする

これまでに指導してくださった学校の先生、人生で出会った方々に感謝し、**恩師への恩を忘れないようにしましょう。**

幼少期から社会人になるまで、これまでを振り返ってみるとお世話になった恩師の姿も思い浮かんでくるでしょう。思い出せない時は、両親に聞いてみたり、昔のアルバムを見ることもよいでしょう。

ＡＤＨＤ脳の人は、成長の過程で多くの人に、不注意ゆえの迷惑をかけていることが少なくありません。

残念ながら自分ではそのことに気づかないことも多いです。**他人が配慮してくれていることに、もっと注意を向けたいものです。**

恩師を思い出すこと自体が、感情系、記憶系が弱いＡＤＨＤ脳のトレーニングになります。

3 座右の銘を持つ

ＡＤＨＤ脳の人は、行動が変わりやすいだけでなく、ふらふらと気持ちがブレることが多いのが特徴です。

ブレた気持ちをすぐに引き戻してくれるのが、「座右の銘」です。

近年の私の座右の銘は、毎日読経している般若心経の「羯諦羯諦《ぎゃーていぎゃーてい》、波羅羯諦《はらぎゃーてい》、波羅僧羯諦《はらそうぎゃーてい》、菩提薩婆訶《ぼじそわか》」です。

「行こう行こう、真実の世界に行こう、みんなで共に行き、仏の悟りを成就しよう」という意味らしいのですが、私には、脳の道が連なり最後までたどり着きたいという誓願《せいがん》でいつも思い出しています。

「自分の脳を知り、ピンチを幸運に変える」

この言葉はＡＤＨＤ脳の人にとって、最も必要な座右の銘だと思います。

自分の脳を知り、積極的に脳を鍛えることが、人生を幸運に変える方法です。

座右の銘を持つことは、理解系、伝達系、聴覚系の脳番地を強化します。

「注意欠陥多動性障害の診断基準」のガイドライン

ここで、米国精神医学会の診断基準第5版DSM－5から、「注意欠陥多動性障害の診断基準」のガイドラインを紹介しましょう。

【A1】9つの「不注意」の症状が、17歳以上では5つ（16歳までの子どもでは6つ）以上あり、6カ月以上にわたって持続し、発達レベルが不適切な場合。

1・細部に細心の注意を払わなかったり、学業や職場、その他の活動で不注意による間違いをする

2・課題や余暇活動に注意を向けることが困難

3・直接話しかけたときにしばしば聞いていない

4・指示に従わず、学業・家事、または職務を完了できない（例：集中力を失う、脇道に逸れる）
5・課題と活動を整理することに問題がある
6・長期間にわたって精神的な努力を必要とする仕事（学業や宿題など）を避けたり、嫌ったりして、消極的である
7・仕事や活動に必要なものを紛失することがよくある（例：教材、鉛筆、本、道具、財布、鍵、書類、眼鏡、携帯電話）
8・外部からの刺激で気が散ることが多い
9・日々の活動でさまざまなことを忘れがちである

【A2】9つの「多動性および衝動性」の症状が、17歳以上では5つ（16歳までの子どもでは6つ）以上あり、6カ月以上にわたって持続し、発達レベルが破壊的で不適切な場合。

1・手や足をそわそわ動かすか、座席で身をよじる
2・着席しなければならない状況でしばしば席を離れる
3・適切ではない状況で走り回ったり、登ったりする（青年または大人は落ち着きのない感じだけの場合がある）
4・静かに遊びやレジャー活動に参加することができない
5・まるでモーターで動かされているかのように、じっとできず行動し続ける
6・過度にしゃべる
7・質問が完了する前にうっかり答えようとする
8・順番を待つのに問題がある
9・他の人の邪魔をしたり、割り込んだりする（会話やゲームにすぐ介入するなど）

A1、A2の他に、次の条件を満たす必要があります。

B・12歳になる前に、いくつかの不注意または多動性衝動症状が現れた
C・いくつかの症状が2つ以上の環境で存在する（自宅、学校、職場などで、友人や親類と一緒に、他の活動で）
D・その症状が社会的、学校、または仕事の機能を妨害、または低下させる明確な証拠がある
E・その症状は、別の精神障害（気分障害、不安障害、解離性障害、人格障害など）ではうまく説明されない（その症状は、統合失調症や他の精神障害の過程でのみ発生するわけではない）

ガイドラインとは別に、ADHD症状の改善には、ビタミン類やオメガ3脂肪酸などの摂取による「食生活療法」、CBT－Iと呼ばれる投薬を伴わない「認知行動療法」、「瞑想療法」、「フィードバック療法」、本人や家族への「継続的な病気の説明」が、効果的であるという科学的なエビデンスが論文で示されています。

おわりに

隠れたＡＤＨＤ脳を見るだけで運がよくなる

ＡＤＨＤの問題は脳の中で起こっています。
脳の未熟性がＡＤＨＤを引き起こしているのです。

ＡＤＨＤ脳の正しい診断と治療には、〝脳の状態〟を正確に把握することが不可欠です。

しかし、一般的な医療機関での診断は、医師の問診と知的水準を計る心理検査を中心に行われます。ＡＤＨＤが脳の疾患だと言われていても、脳の形を見て診断することはほとんどないのです。

ＡＤＨＤは、脳を見れば正しく対処できます。

私はＡＤＨＤの「脳画像診断法」を確立したことで、これまでの医療は、〝脳の未熟性を改善する治療〟を施していなかったことに気がつきました。

ＡＤＨＤを疑う患者さんたちが病院を訪れる目的は、自分の問題点を解消することです。脳の中に〝病の現場〟があるのなら、それをより正確に見つけ出し、脳を成長させる治療を処方すべきなのです。

脳の中には、「未熟な弱い脳番地」「成長している強い脳番地」、すなわち**脳の強みと弱みが必ず存在しています**。

未熟な脳番地は、本書で紹介した脳番地トレーニングを行うことで、これからもまだまだ伸ばすことができます。

そして、なによりも自分の強みを知り、更に伸ばしていくことで、これからの人生が明るく前向きなものへと変わっていきます。

私は45歳の時、自身の脳画像を見て診断したことで、長い苦しみから抜け出しました。自分の「隠れたＡＤＨＤ脳」を受け入れ、上手に付き合うようになったことで、生き方が変わり、運が良くなったと考えています。

脳の形は、一人ひとり指紋や顔の形のように異なっています。

一方、指紋や人の顔と違い、**脳は鍛えればその分だけ成長し、成長の証である脳の形を変えることができる**のです。

本書では、多動で不注意で、音読障害を持っていた私を救ってきた脳番地トレーニング法を、みなさんにご紹介しました。

本書が、ＡＤＨＤ脳の人にとって、新しい自己発見につながることを期待します。

読者の未来が脳番地トレーニングによって、明るくなることを応援しています。

加藤俊徳

「忘れっぽい」「すぐ怒る」「他人の影響をうけやすい」etc.
ADHDコンプレックスのための
“脳番地《のうばんち》トレーニング”

2020年 7月31日　初版発行
2024年10月17日　15刷発行

著　者……加藤俊徳《かとうとしのり》
発行者……塚田太郎
発行所……株式会社大和出版
東京都文京区音羽1-26-11　〒112-0013
電話　営業部03-5978-8121／編集部03-5978-8131
https://daiwashuppan.com
印刷所……誠宏印刷株式会社
製本所……株式会社積信堂
ブックデザイン……小口翔平＋加瀬梓（tobufune）

ISBN978-4-8047-6348-4

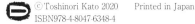